Ce qui rend les hommes malades…
et ce qui les guérit

Ouvrages du même auteur traduits en français

Aux prises avec le mal, Abbaye de Bellefontaine, 1990.
Prière et Connaissance de soi, Médiaspaul, 1996.
Prière et Rencontre, Médiaspaul, 1996.
Le Jeûne, prier avec le corps et l'esprit, Médiaspaul, 1997.
La Crise du milieu de la vie, Médiaspaul, 1998.
Petit Traité de spiritualité au quotidien, Albin Michel, 1999.
Développer sa valeur personnelle, maîtriser son sentiment d'impuissance, Courrier du livre, 1999.
Les Rêves et la Vie spirituelle, Médiaspaul, 1999.
Petite Méditation sur les fêtes de Noël, Albin Michel, 1999.
Chacun cherche son ange, Albin Michel, 2000.
Chemins de liberté, Médiaspaul, 2000.
La Santé, un défi spirituel, Médiaspaul, 2000.
Conquérir sa liberté intérieure, Éditions de l'Atelier, 2000.
Apprendre à faire silence, Desclée de Brouwer, 2001.
Des repères pour vivre, Médiaspaul, 2001.
Petit Manuel de la guérison intérieure, Albin Michel, 2001.
De la mort surgit la vie, Médiaspaul, 2001 (à paraître).
Lectures psychanalytiques de la Bible, Médiaspaul, 2001 (à paraître).

Anselm Grün, Wunibald Müller

Ce qui rend les hommes malades… et ce qui les guérit

Traduit de l'allemand par Charles Chauvin et Jean-Pierre Bagot

DESCLÉE DE BROUWER

L'édition originale est publiée par Vier-Türme Verlag, Münsterschwarzach Abtei, sous le titre
Was macht Menschen krank, was macht sie gesund?

76 *bis*, rue des Saints-Pères, 75007 Paris
www.descleedebrouwer.com

ISBN 2-220-04967-1

Avant-propos

Le secret d'une bonne santé

La foi chrétienne ne met à l'abri personne, dans son corps comme dans son cœur : prêtres, religieuses peuvent eux aussi connaître des périodes douloureuses et il est rare qu'ils puissent s'en sortir seuls et sans aide. Cette réalité s'est imposée à l'équipe de psychothérapeutes, qui s'est mise au travail à l'abbaye bénédictine de Münsterschwarzach, en Haute Bavière autour d'Anselm Grün, de renom international, directeur d'une collection de spiritualité et auteur de nombreux ouvrages, dont une dizaine sont déjà traduits en français.

L'ouvrage que nous présentons initie les lecteurs à une démarche proposée à ceux qui se trouvent à une étape cruciale de leur existence. Des hommes et des femmes éprouvent un vide intérieur profond, un stress mal défini et une incapacité à retrouver seuls le sens de leur vie. Les uns sont harassés par une vie vécue (ou subie) en communauté, les autres étouffent de solitude et d'isolement. Qu'ils soient clercs ne modifient pas le drame humain qui est le leur et qui pourrait être celui de laïcs, lesquels perçoivent le mal-être de ceux qu'ils rencontrent ou fréquentent quotidiennement.

L'abbaye bavaroise accueille régulièrement ces êtres éprouvés par la maladie. Des psychothérapeutes, respectueux de leur itinéraire et de leur individualité, les font cheminer ensemble. On commence par un diagnostic du drame personnel, avec l'assurance que toute épreuve de santé n'est pas forcément une catastrophe ou que la découverte de blessures qui remontent à l'enfance n'est pas non plus une tragédie. En changeant le regard sur ces drames enfouis et réprimés, elles peuvent être une chance, comme le commente et l'explique Anselme Grün : « Chacun porte en lui un enfant blessé. »

Les psychothérapeutes, prêtres, psychologues, médecins, hommes ou femmes, aident les « patients » à assumer leur propre crise et à chercher une solution. Cette démarche renvoie à celle que Boris Cyrulnik nomme la résilience, « processus qui de la naissance à la mort nous tricote sans cesse avec notre entourage ». Le fait de s'en sortir n'a rien à voir avec l'invulnérabilité ni avec la réussite sociale. Ce surgissement à la vie, ce rebondissement, ce renouveau, est ici raconté, détaillé, conjugué et les thérapeutes allemands rejoignent l'optimisme du Français Cyrulnik. Comme lui, ils aident à franchir des étapes : se réconcilier avec soi, se libérer du sentiment du manque d'estime de soi, afin de s'apprécier plus objectivement. Tel est le secret d'une bonne santé à maintenir ou à recouvrer.

Cet ouvrage, qui contient des pages pathétiques, nous invite à cette aventure que représente la réconciliation avec l'histoire de sa propre vie. L'image qui est citée par un des psychothérapeutes contient en creux les conditions de la guérison. Les Allemands puisent volontiers dans l'histoire grecque leurs références et il n'est pas surprenant qu'on renvoie ici au *Torse du Belvédère* : un corps sans membres ni tête. Il définit l'attitude de ceux qui, malades ou asthéniques, refusent de penser et d'agir pour entreprendre la longue marche qui les conduirait à leur guérison. Concrètement, le Torse du Belvédère rappelle que pour devenir un homme sain, en bonne santé, il faut le courage de la liberté et de l'action, de l'affranchissement et de la réflexion. Encore faut-il vivre cette métamorphose en communauté avec d'autres qui contribuent à la résilience.

C'est à cette aventure exigeante et exaltante que nous convie cet ouvrage qui nous incite, religieux ou laïcs, à cette libération individuelle, vécue en groupe. Erich Fromm nous avait initiés à l'*art d'aimer*. Carl Rogers nous avait appris le goût d'une *vie pleine* et responsable. Anselm Grün et ses collaborateurs montrent avec éloquence que la santé est la capacité d'aimer, de travailler et de se réjouir, selon la définition qu'en donne Freud, ce qui implique que tout individu, croyant ou non, sache maîtriser les défis que lui lance la vie.

Charles Chauvin

Introduction

Le foyer de récollection de l'abbaye de Münsterschwarzach existe depuis plus de cinq ans. Ce fut l'occasion pour nous d'adresser une invitation aux responsables des hôtes ayant déjà séjourné dans notre maison et originaires de différents diocèses et de divers ordres religieux. Nous souhaitons réfléchir, ensemble, à la question de savoir ce qui rend les hommes malades et ce qui contribue à les maintenir en bonne santé ou à les guérir.

Au cours de cette rencontre, il ne s'agissait pas pour nous d'aborder le sujet d'une façon fondamentale ni même exhaustive. Au contraire, nous désirions, par le biais de ce questionnement, informer les responsables des diocèses et des communautés religieuses sur cette question et les inviter à réfléchir aux causes structurelles de l'émergence de maladies parmi les prêtres et les religieux. Il semblait inévitable qu'on en vienne à parler, au cours de la session, de la situation des responsables eux-mêmes et qu'on s'interroge sur ce qui les rend malades ou préserve leur bonne santé et jusqu'à quel point leur comportement peut influer sur leur santé.

Cet ouvrage rapporte une partie des exposés qui ont été

faits au cours de la session. Nous avons laissé les différents discours dans l'état où ils furent prononcés. La contribution du père Meinrad Dufner apparaît sous la forme d'un résumé de son discours méditatif. Les réflexions du père abbé Fidelis Ruppert OSB, sur le thème « Obéissance et autorité », ne se présentant pas sous la forme d'un manuscrit, nous n'avons pu envisager sa publication.

Nous dédicaçons ce livre à Henri Nouwen, qui entretenait avec nous et avec notre maison de récollection des liens d'amitié. Dès le début, il avait soutenu le projet de ce foyer et il était présent lors de son inauguration. Depuis la mort de Henri, il nous manque une de ces voix si rares animées par Dieu comme l'étaient celles des prophètes de l'Ancien Testament, une voix qui a quelque chose d'essentiel à nous dire.

Anselm Grün et Wunibald Müller
Münsterschwarzach, 21 mars 1997

Ce qui nous rend malades, ce qui nous rend bien portants Corps – psyché – âme

Wunibald Müller

Est-ce que je représente vraiment quelque chose pour quelqu'un ?

D'après vous, qui espère que lorsque sonne votre réveil, vous respiriez encore ? Je veux dire, pour qui est-ce vraiment important ?

Naturellement, certaines personnes seront affectées par votre mort, ou se retrouveront à sa suite dans une situation pénible, soit parce qu'elles devront vous remplacer au travail, soit parce qu'elles dépendaient de vous d'une façon ou d'une autre. Mais qui vous regrettera vraiment ? À qui manquerez-vous réellement ? Vous serez peut-être étonné d'apprendre que bon nombre d'individus, parmi lesquels maints prêtres et religieux, répondent ainsi à cette question : « Personne. »

Est-il pour vous une personne qui compte suffisamment pour que vous vous inquiétiez de savoir si elle respire toujours lorsque sonne son réveille-matin ? Qui vous manquera, en vérité, parmi vos connaissances lorsque la mort aura fait son œuvre ? Il est vraiment triste de ne pas être aimé ; il est tragique de ne pas aimer (cf. *Gilmartin, 1996, p. 26).*

À la question de savoir quels sont les préalables fondamentaux au bonheur d'un être humain, C.G. Jung cite en tout premier lieu : « Des relations de proximité, positives et personnelles, que l'on établit, par exemple, dans le mariage, la famille et les amitiés. »

Dans les réflexions suivantes, qui introduiront le sujet « Ce qui rend les hommes malades, ce qui les rend bien portants », j'y reviendrai plus en détail.

Ce qui nous nourrit

Ces derniers temps, j'ai été frappé de constater que, durant l'accompagnement thérapeutique j'employais souvent le mot « nourrir ». Il s'agit en effet pour moi d'attirer l'attention de la personne venue en consultation sur ce qui est vraiment bon pour elle. Elle doit prendre conscience de ce qui la nourrit, de ce qui la rassasie et l'édifie, de ce qui lui donne de l'énergie et la fortifie : voilà ce qui me maintient en bonne santé. L'équivalent anglais de « nourrir » est *« nourish »*, mot qui signifie aussi « espérer » et « prendre soin ». Cette polysémie nous renvoie à un comportement que j'associe d'abord à celui de la mère, qui nourrit son enfant au sein et fait tout ce qui est nécessaire pour qu'il prenne des forces et se développe sainement. Se nourrir est un comportement, qui naît d'une préoccupation. C'est l'attitude au fondement de laquelle on trouve l'affection, la tendresse et finalement l'amour envers une personne ou – c'est tout à fait important – envers soi-même.

Cependant, seule peut me nourrir une nourriture qui me permette de vivre réellement. J'entends par là une nourriture qui soit en mesure d'apaiser ma faim et d'étancher ma soif, ce qui constitue le centre de mon être et m'est spécifique. C'est une nourriture qui me fait durer et, non seulement entretient ma vie, mais la favorise dans le sens d'une vie vraie et réelle ; une nourriture qui contribue à enrichir mon existence en l'acheminant vers la plénitude.

Erich Fromm (*cf.* Maslow, 1994, p. 47) fait la distinction entre le plaisir lié au manque et le plaisir de surabondance, c'est-à-dire entre le plaisir rare et le plaisir courant. S'il met l'accent, dans le plaisir du manque, sur le soulagement éprouvé lorsqu'un besoin jusque-là non satisfait est assouvi, il entend par plaisir de surabondance un plaisir « que l'on éprouve quand on agit avec aisance, d'une façon parfaite, en étant au summum de ses propres forces – c'est pour ainsi dire l'*Overdrive* ». Abraham Maslow parle dans ce cas de joyeuse sérénité. Tandis que le plaisir du manque disparaît très vite, en fait dès qu'il a été assouvi, le plaisir de surabondance est un plaisir « qui peut accompagner le progrès et peut durer éternellement ». Par exemple, je puis ressentir et éprouver du plaisir dans la détente sexuelle. C'est une expérience de plaisir bref remplissant la satisfaction d'un besoin. À l'opposé de cette expérience de plaisir « primaire », il y a l'expérience « secondaire » de la production, de la création et du développement. Le désir sexuel cesse après accomplissement de l'acte sexuel. En revanche, le plaisir de surabondance perdure. Il ne disparaît pas quand s'évanouit le manque, comme dans le cas du désir sexuel.

D'après Maslow, le fait de combler un besoin réel permet de ne pas connaître de carence, comme la maladie, tandis que la satisfaction du progrès accompli entraîne, elle, une bonne santé. Satisfaire les manques est important car c'est souvent le préalable à une bonne santé physique et psychologique. Mais l'homme ne vit pas seulement de pain. La vie réclame davantage que l'assouvissement des besoins physiques et psychologiques, mais va bien au-delà, recherchant le progrès en soi. Celui-ci vise à accroître notre compréhension de l'univers, de l'être humain, à promouvoir la créativité en chaque domaine et – Maslow l'inscrit en premier lieu – à devenir un homme de bien.

Ce que j'aime faire me structure

Ce que j'aime faire me structure. Selon le philosophe et psychothérapeute américain Thomas Hora (1977), « ce que nous aimons faire détermine la nature de notre existence ». Si je me contente, le soir, de m'asseoir devant le téléviseur en buvant de la bière, cela traduit un aspect de mon existence dans le monde. Si, en revanche, le soir je décide de prendre du temps pour nouer une conversation, lire, écouter de la musique classique, regarder tel film à la télévision ou sortir prendre un bon repas, cela traduit encore un aspect de mon existence dans le monde. L'une comme l'autre de ces attitudes ont quelque chose à voir avec moi. L'une comme l'autre peuvent me nourrir, d'une manière très différente mais assurément.

Lorsque quelque chose me nourrit vraiment, j'en mesure l'impact à sa capacité à me garder en bonne santé ou à me rendre malade. Ainsi peut être défini l'aspect négatif : des situations, des processus, des développements rendent les hommes malades, mais ils ne peuvent exercer aucune influence sur eux, semble-t-il. Voici l'aspect positif : il y a des aspirations, des tâches, des processus et des préalables, etc., que nous tentons de faire contribuer à notre santé, ou en tout cas, d'empêcher de nous rendre malades.

Beaucoup de possibilités peuvent nous aider à demeurer bien portants. Il est de notre devoir et de notre responsabilité de les découvrir, afin de les utiliser à notre avantage. Trois domaines sont de grande importance : la santé physique, la santé psychologique et la santé spirituelle. Négliger l'un entraînera des conséquences négatives sur les autres. En pareil cas, on ne peut plus parler de santé au sens propre du terme (*cf.* Gilmartin, 1996, p. 3).

Santé physique

Respect du corps

Les causes de la mort de nombreuses personnes ne sont pas l'infarctus, le cancer ou l'attaque d'apoplexie, mais une nourriture malsaine, la pollution de l'environnement et le stress. Certaines enquêtes nous apprennent que 50 % des cas de mortalité aux États-Unis sont dus à une absence d'hygiène de vie et environ 20 % à l'environnement. Citons le stress, la nourriture malsaine, la pollution, l'alcool, l'abus de tabac et de drogue, et le manque d'exercice physique : autant de facteurs de létalité plus souvent déterminants que les virus et les gènes.

De ces données découle un message clair : nous devons apprendre à vivre de manière à nous soucier de notre corps. Nous devons savoir dire non aux choses qui nous font du tort et dire oui à celles qui nous font du bien. Si nous apprenons à vivre en respectant notre corps, il en résultera une paix intérieure, le bonheur et une vie plus saine. Et vouloir adopter un style de vie sain, cela signifie concrètement : cesser de fumer, avoir un rapport modéré à l'alcool, se nourrir sainement, veiller à dormir suffisamment et faire régulièrement des exercices physiques, comme courir, nager, etc. (Gilmartin, 1996, p. 6 sv.).

Alternance entre travail et loisir

Une autre mesure à prendre pour éviter de tomber malade consiste à bien alterner le travail et le loisir. C'est-à-dire de délimiter le secteur du travail et des obligations, d'une part, et, de l'autre, préserver un temps de détente et d'activité créatrice. On a pu ainsi établir un rapport entre l'aptitude au jeu, l'équilibre psychologique et la santé. Inversement, l'incapacité à jouer peut traduire une maladie psychologique. Dans le jeu, l'action est motivée par le seul plaisir, sans qu'aucune utilité ni aucun profit financier ne soit visé. Considéré d'un point de vue psychologique, le jeu peut entraîner un processus de renouvellement. C'est une expérience qui contribue à me « recréer ».

« Sa vie, c'était le travail », entend-on parfois lorsqu'une personne arrive au terme de son existence. Mais jusqu'à présent, je n'ai jamais entendu quelqu'un dire, dans le même contexte : « Son travail, c'était sa vie ! » « Sa vie, c'était le travail », voilà ce que l'on pourrait dire à la fin de la vie d'un bœuf, si on voulait en faire le bilan.

Henry David Thoreau (1979, p. 193), qui a passé plus d'une année dans une cabane en forêt, dit de lui-même : « J'étais riche, certes pas en argent, mais en heures de soleil et en journées ensoleillées : je les dépensais les mains largement ouvertes. Et je ne regrettais plus de ne pas les gaspiller dans une chaire d'université ou à l'atelier. » Il écrit un peu plus loin : « Les enfants jouent leur vie, saisissent les lois et les relations véritables avec plus de justesse que les adultes, lesquels ne parviennent pas à vivre dignement mais se croient plus avancés à cause de leur expérience, laquelle, à vrai dire, n'est que l'échec de leurs projets. »

Santé psychologique

La prophylaxie la plus efficace à l'encontre des maladies psychologiques consiste dans la pratique de relations humaines positives. Ce sont des relations où l'on ne dissimule pas son intériorité et où l'on autorise une autre personne à prendre de la place en nous. Cela ne sera possible à cette autre personne que si nous retirons nos masques, en nous délestant de notre superficialité et de notre manque de sincérité. À partir de ce moment-là, nous mettons de côté tout ce que nous nous imposons, pour apparaître aux yeux d'autrui acceptables et dignes d'admiration. C'est dans ce cas seulement que l'interlocuteur est en mesure de nous voir tels que nous sommes. C'est la condition indispensable à toute relation profonde et intérieure (*cf.* Gilmartin, 1996, p. 27).

« Quand j'observe en moi-même, ce qui m'apparaît en premier lieu, c'est ma relation avec ma femme, mes enfants, mes parents, mes frères et sœurs et mes amis, et cela sur un mode adapté. Ce sont avant tout des relations qui me fortifient, me font du bien, m'édifient et me confortent. » Un religieux affirme : « Mes relations au monastère ne m'ont pas sustenté. Mes confrères étaient affables envers moi, je ne puis m'en plaindre. Mais c'était ainsi. Je me suis retranché derrière mes livres et tout cela m'a encore moins sustenté. »

Les relations stéréotypées ne dépassant pas l'échange d'aimables politesses ne peuvent pas nous sustenter. Celles qui prévalent dans une paroisse demeurent généralement plutôt superficielles, à moins que des expériences communes plus profondes ne débouchent sur une plus grande intimité. Même le curé ou l'auxiliaire d'une paroisse entretiennent avec la plupart des gens des relations plutôt superficielles. Elles ne peuvent généralement pas être productives. Malheureusement, cela vaut aussi pour les membres d'une communauté religieuse. Leurs rapports ne sont pas approfondis. On sait peu de choses de la vie des autres : on se rencontre chaque jour, on prie même plusieurs fois par jour ensemble, mais on ne fait que se croiser les uns les autres, sans jamais aboutir à une réelle communication.

Quelles sont les conséquences de ces contacts superficiels ? Pour le curé d'une paroisse, ces contacts sont supportables s'il connaît dans sa vie privée des relations profondes et significatives avec d'autres personnes. Dans le cas de la religieuse et du religieux, cela peut être fatal si au sein de leur communauté, force leur est de renoncer à des contacts authentiques ; s'il n'existe pas au moins quelques consœurs ou confrères avec lesquels ils puissent avoir de véritables échanges.

Quand on est privé de cette provision qui nous procure de bonnes relations interpersonnelles, on demeure affamé. Chacun tentera d'assouvir sa faim ailleurs. Chacun s'efforcera d'aller chercher une telle nourriture, objet de son désir, dans le succès, le travail ou bien d'autres domaines. Certains se résigneront et se retrancheront davantage en eux-mêmes. D'autres encore tenteront de nouer des contacts en dehors de leur communauté, des liens profonds qui les combleront. D'autres enfin fuiront dans la sexualité ou croiront pouvoir étancher leur soif d'amour dans des réussites spirituelles, mais ils retomberont sans cesse sur le dur terrain de la réalité, car il leur manquera la substance de véritables contacts humains. Ils pourront toujours se jouer la comédie !

De même qu'une grande intimité est nécessaire pour garantir la santé psychologique des partenaires d'une relation conjugale, de même est-il décisif que les divers membres d'une communauté jouissent d'une bonne santé psychologique pour nouer des relations durables. Mais cela présuppose que chacun des membres d'une communauté – nous pensons, par exemple, à des prêtres vivant dans le célibat – entretienne des contacts significatifs, et en ce sens intimes et profonds avec autrui.

Sentiment d'appartenance

Des relations profondes, intimes et significatives avec d'autres personnes, hommes ou femmes, sont d'une grande importance dans la constitution d'une vie psychologiquement saine. Elles sont propices à la réalisation d'un besoin fondamental de tout être humain, le besoin d'appartenance. Cela commence par l'appartenance à une nation et se manifeste ensuite, de façon encore plus évidente, envers une personne précise, une famille, une communauté, un groupe, etc. L'appartenance confère à un individu une valeur et comble en lui un profond désir.

Pour rendre cela possible, une certaine stabilité est indispensable. C.G. Jung écrit (1994, p. 58) : « Aucune communauté ne peut se former si l'on s'empresse de changer sans cesse de domicile. » Cette idée renvoie à la notion de *stabilitas*, connue des moines bénédictins.

Mais on ne doit pas confondre ce désir de stabilité avec celui de conformité. Par exemple, dans un lieu où l'on porte l'uniforme (au sens propre comme au sens figuré), on peut facilement perdre le sens de sa propre personnalité, de son individualité. En d'autres termes, il est également important de pouvoir contribuer à organiser son environnement. C'est l'opinion de C.G. Jung *(ibid.)* : « Non seulement mon moi dépasse mon corps, mais il le dépasse largement : il embrasse toutes les choses que j'ai créées et qui m'entourent. Sans ces choses, je ne serais pas moi, je ne serais pas un homme, je serais seulement un anthropoïde, un primate. »

S'entourer de la création

Pour nous, les humains, il est essentiel de nous sentir insérés dans un réseau de relations et de vivre rattachés à une nation, à un groupe et à une communauté. Finalement, il est important d'avoir une relation vivante avec la « création » qui nous entoure. Telle est l'opinion de Jung *(ibid.)* : « Nous oublions que nous sommes encore des primates. Et qu'il nous faut tenir compte des couches primitives de notre âme… Nous avons tous besoin de nourriture spirituelle. On ne la trouve pas dans des cages à lapins, où ne poussent aucune verdure ni aucun arbre en fleur. Oui, nous avons un réel besoin d'être constamment en contact avec la nature. Moi-même, j'ai une très grande joie à cultiver mes pommes de terre ! »

Je fais l'expérience de ce qu'une randonnée peut m'apporter. Je pars en direction du Schwanberg, plongé dans mes pensées. J'aperçois la mare et laisse mon regard se porter sur le bois ; voilà que par l'odeur du foin fraîchement coupé je suis arraché à mes pensées. Je me penche sur le sol, je saisis une brindille de foin et je me mets à la sentir avec intensité. Je suis alors transporté dans le temps de ma jeunesse, quand je me trouvais assis sur la charrette de foin de mon oncle et je me laisse aller à savourer ce moment, tout simplement. Je sens que tout cela me nourrit : je porte mon regard sur les champs et j'aspire en moi le paysage. Je sens que cela me sustente et me fait du bien, d'entrer ainsi en contact de façon tout à fait consciente avec le paysage qui m'entoure. Il en émane quelque chose de bon qui m'édifie. Cela ressemble aux tableaux qui me revigorent quand je les regarde ; ils m'inspirent des réflexions et font vibrer les cordes d'un instrument avec lesquelles je n'étais plus en contact, ce qui contribue à me revivifier. Quelle différence avec des scènes d'horreur de la télévision ou de paysages à l'abandon. Celles-ci ne m'apportent rien de substantiel. Si je n'avais que cela, mes réflexions et les cordes musicales qui sont en moi seraient stériles et muettes.

Santé spirituelle

Harmonie et dépendance réciproque de la santé physique, psychique et spirituelle

Notre spiritualité peut contribuer à notre santé psychologique, dès lors qu'elle est intégrée dans le concert de notre existence et en consonance avec d'autres instruments, qui sont tout aussi importants, afin que tout en nous et autour de nous soit harmonieux. Cela présuppose que notre spiritualité contribue à la fois à notre santé physique et psychique, tout en se laissant influencer et structurer par notre corps et notre psyché.

Chez une personne pour qui la vie religieuse n'est pas seulement au centre de sa vie personnelle, mais aussi au centre de sa vie professionnelle, le danger consiste à laisser trop de place aux préoccupations spirituelles, au sentiment religieux dans son existence et au cœur de son système psychologique. À tel point que ses forces présentes soient totalement absorbées, que les autres domaines essentiels de sa vie et ses sources vitales soient insuffisamment pris en considération.

Les intéressés, alors, deviennent de plus en plus déséquilibrés et même invivables. Selon Josef Goldbrunner (1988, p. 26), « ils sentent l'encens. Cela vous pompe l'air. Il émane de ces soi-disant pieuses gens un tel ennui que l'on pense que ceux qui les entourent vont se mettre lentement à perdre leurs dents… ». Selon Jung encore,

« la mauvaise humeur est vraiment le vice des gens pieux ». Aussi Goldbrunner recommande-t-il à celui qui est immergé dans le religieux d'absorber la plus grande dose possible de matière séculière : « Une vie religieuse a besoin de matière séculière, pour pouvoir à la longue prospérer. » Goldbrunner entend par « absorber de la matière séculière », avoir suffisamment de loisir, voyager, assister à des concerts, se consacrer à la lecture et jouer d'un instrument.

Dans son roman autobiographique Le Premier Homme, *Albert Camus écrit : « "Jacques, mets la table, pour la troisième fois." Il mettait enfin la table, le regard vide et décoloré, un peu hagard, comme intoxiqué de lecture, et reprenait son livre, comme s'il ne l'avait jamais abandonné. "Jacques, mange" il mangeait enfin une nourriture qui, malgré son épaisseur, lui semblait moins réelle et moins solide que celle qu'il trouvait dans les livres, puis il débarrassait et reprenait le livre* [1]. »

Lire, vous gorger du contenu d'un livre, plonger dans le monde qu'il décrit, voilà ce qui peut vous nourrir. C'est une nourriture qui enrichit l'existence et élargit votre propre monde, à gauche, à droite, en haut et en bas.

En conséquence, il est très important que les religieux ne cessent d'absorber de la matière séculière en quantité suffisante. Une telle matière n'est finalement pas moins importante que la nourriture spirituelle. Souvent, cette dernière ne devient une véritable nourriture que si les autres domaines importants – physiques et psychiques – sont satisfaits. Le danger serait alors de recourir à cette nourriture spirituelle comme succédané d'une autre nourriture, d'une nécessité réelle celle-ci, pour finalement découvrir que la nourriture spirituelle n'a pas d'effet et

---

1. Albert Camus, *Le Premier Homme*, Gallimard, coll. « Folio », 1994, p. 270-271.

qu'elle ne vous alimente pas. C'est que cette nourriture spirituelle n'est pas en mesure de vous rassasier, parce qu'on demande à ces aliments de nourrir ce qu'en fait ils ne peuvent pas nourrir. En effet, elle ne peut remplacer l'alimentation ordinaire, une randonnée, la natation, la détente que procure la lecture ou une audition musicale.

« Je voudrais mener une vie spirituelle, mais je ne voudrais pas mourir de faim », me dit un prêtre qui hésite à poursuivre sa profession d'ecclésiastique. Mais une vie spirituelle qui ne sustente pas n'est d'aucune utilité. Je peux continuer à prier en vue d'apaiser ma faim de reconnaissance, d'amour et de communion, et ma prière pourra me montrer sous un autre jour ma faim et ma quête. Elle m'aidera aussi à invoquer et à vivre davantage avec Dieu. Mais je peux cependant faire un mauvais usage d'une telle prière en sous-estimant ma faim réelle de relations humaines pour me contenter de consolations non substantielles, qui s'avéreront futiles.

Notre spiritualité ne doit pas devenir un ersatz pour d'autres domaines indispensables à notre vie, qu'il s'agit de développer. Elle ne doit pas non plus être déconnectée au point de perdre tout contact avec la réalité. Il est important d'investir toute son énergie vitale, y compris sa sexualité, dans la spiritualité, si l'on veut qu'elle contribue à notre santé. Elle le peut, quand elle se déploie de connivence avec nos autres aspirations, nos ambitions et nos désirs, que nous nous épanouissions comme une fleur de lotus, dont l'arôme fera notre joie et celle de notre entourage.

Éviter l'exclusivité de la spiritualité

Chaque être humain a besoin d'être en contact avec son monde intérieur, domaine réservé qui lui est propre. C'est un domaine qui n'appartient qu'à soi et où personne d'autre n'a accès. Bon nombre de personnes, assurément, se retranchent dans leur monde intérieur, qu'elles déclarent sacré, de sorte que personne ne peut y accéder. Et elles assimilent ce monde intérieur avec la demeure de Dieu, instance suprême. Cela peut être dangereux, voire fatal.

Il n'est pas rare de rencontrer de tels phénomènes et de telles attitudes précisément chez des personnes croyant être appelées et désignées, ou encore chez celles qui se font passer pour des gourous ou des gens de cette espèce. Pour parler comme les psychologues, un tel comportement ne cache qu'une attitude narcissique, manifeste. Certaines personnes s'avèrent finalement incapables d'être en empathie avec d'autres. Elles manquent totalement de sensibilité. Je me rappelle les paroles de C.G. Jung (1994, p. 199) : « Dans l'analyse, nous nous préoccupons essentiellement de la façon dont nous traitons les contenus qui émergent de l'inconscient. On doit découvrir leurs visées souterraines – ce qu'est la volonté de Dieu. On est damné, si on ne la suit pas. On ruine sa propre vie et sa santé. On a perdu ou vendu une partie de son âme. »

Ceux qui se retranchent derrière ce que l'on appelle leur monde intérieur courent le danger de ruiner leur existence et leur santé. Ils sont peu disposés à réfléchir sur eux-mêmes ou à se laisser aider par autrui en vue de faire de l'introspection. Ils courent ainsi le risque de ruiner leur propre existence et leur santé, parce qu'en fin de compte ils ne sont pas prêts à faire la découverte de la volonté de Dieu, et plus grave encore, ils n'y sont même pas intéressés. La volonté de Dieu est certainement bien différente de ce qu'ils imaginent. On lit dans le psaume 142 v. 8 : « Fais sortir mon âme de prison ! » Il est nécessaire que l'âme sorte de prison pour aller à l'air libre, à la rencontre de la vie, du monde, des humains, condition indispensable à la liberté et la bonne santé d'une personne. Toute spiritualité ayant ce but doit favoriser ce processus de libération. Il ne faut pas abuser de l'amour de Dieu au point de laisser notre âme languir dans sa prison.

« *Spiritual bypassing* »

D'autres personnes souhaiteraient ouvrir leur monde intérieur, mais elles n'en sont pas capables. Elles croient qu'elles n'en ont pas le pouvoir. On rencontre souvent des gens dont la vie, dès la petite enfance ou l'adolescence, a été meurtrie par leur entourage ou par d'autres personnes en qui ils croyaient. Ils sont depuis lors « bloqués intérieurement ». D'autres encore ne sont jamais vraiment sortis d'eux-mêmes, parfois aussi parce qu'ils n'ont jamais bénéficié d'un amour qui les aurait sortis de l'impasse et qui leur aurait rendu possible une véritable expérience de dialogue.

Pour ces personnes, le danger serait de renoncer à emprunter la voie difficile de l'ouverture au monde, du dialogue avec autrui et, finalement, de la nécessité de nouer des relations intimes. Elles peuvent être dispensées de cette épreuve en se réfugiant en Dieu, et éviter de nouer des relations profondes avec leurs semblables. John Wellwood parle dans ce cas précis de « *spiritual bypassing* », sorte de raccourci spirituel qu'il définit comme « la tentative de nier toute aspiration, sentiments, ou progrès, lesquels sont pourtant inhérents à la nature humaine, ou de se hâter de les transcender ». Dans une telle situation, Dieu supplée à des relations humaines qui pourraient les soutenir. Personne d'autre ne veut m'aimer, se dit l'intéressé, mais je sais que Dieu, au moins, m'aime. En règle générale, cette forme de spiritualité se solde à la longue par un échec, car elle repose sur une vérité intellectualisée et non pas sur une expérience vécue.

Une religieuse, qui se tenait toujours à l'écart de ses consœurs, mais qui, en même temps, souffrait de n'avoir aucun contact réel, s'était réfugiée dans l'intimité de Dieu, sans en ressentir le bienfait ; son attitude fut un jour critiquée par les participants d'un groupe de thérapie. Ils lui avouèrent qu'ils ne pouvaient pas la connaître vraiment, qu'ils ne savaient pas ce qu'elle vivait, et qu'elle était même inaccessible. La religieuse eut beaucoup de peine à supporter cette confrontation. Elle aurait préféré relativiser leurs dires. Elle sentait qu'elle refusait de reconnaître la justesse de leurs réflexions, mais, d'un autre côté, une part d'elle-même lui disait que ce que les autres lui affirmaient n'était pas non plus totalement erroné.

Lors d'un entretien individuel, la religieuse revint sur les réactions des participants du groupe thérapeutique et sur le retentissement affectif qu'elle avait vécu par la suite : de fait, elle ressentait son isolement un peu comme si elle se trouvait enfermée dans un puits. Et c'est alors qu'elle se mit à exprimer toute sa détresse. Son cri « Je veux en sortir », que jusqu'ici elle n'avait pu lancer et verbaliser, fut suivi de larmes et de sanglots. C'était l'instant de l'ouverture de soi. C'était le début du processus d'une ouverture croissante, qui allait lui permettre de faire sortir son âme du cachot qui la tenait enfermée. Elle devint de plus en plus réceptive aux paroles des autres personnes. Leur sollicitude et leur sympathie à son égard pénétrèrent en elle. Ainsi, elle s'est trouvée dans un état de réceptivité préalable à tout développement intérieur. Elle ne tenta plus de s'enfermer, en refusant la critique positive venant de l'extérieur. Celle-ci agissait sur un terrain sensible et pouvait contribuer à le rendre fertile. Cette défense qui l'avait protégée en présentant un sol sec et imperméable tomba, et le terrain de son âme devint perméable, propice à une nouvelle croissance.

Maintenant que le terrain nourricier était réceptif à la nourriture, il était aussi susceptible de recevoir la semence, l'énergie, la vigueur, l'esprit qui grandissent grâce à l'amour de Dieu. Elle s'était jusqu'à présent uniquement repue de spiritualité, sans s'être pour autant réellement nourrie.

En guise de réflexions finales

Ayant considéré cette question de santé et les moyens de la promouvoir, il m'est loisible de reprendre le poème de Paul Gerhardt (1666) :

Veux-tu me dispenser, Seigneur, de ce dont j'ai besoin
pour m'alimenter,
alors que mon cœur à tout instant perçoit
cette parole sacrée :
La réalité la plus sublime, c'est Toi, Seigneur,
La beauté majestueuse et la bonté suprême,
La douceur la plus auguste,
C'est Toi, Seigneur ;
Et c'est Toi encore qui es
la Réalité surpassant toute chose
Le lieu le plus noble qui renferme tous les trésors.

Bibliographie

Richard J. Gilmartin et Persuing Wellnes, *Finding Spirituality*, Mystic, 1996.

Josef Goldbrunner, *Seelsorge – eine attraktive Aufgabe*, Würzburg, 1988.

Thomas Hora, *Existential Metapsychiatry*, New York, 1977.

Carl Gustav Jung, *Ein Grosser Psychologe im Gespräch*, Fribourg, 1994.

Abraham Maslow, *Psychologie de l'être*, Fayard, 1972.

Wunibald Müller, *Was uns wirklich nährt. Für eine geerdete Spiritualität*, Mayence, 1997.

Henry David Thoreau, *Walden ou la Vie dans les bois*, L'Âge d'homme, 1990.

(Nous n'avons pas trouvé de traductions en français autres que celles des ouvrages de Maslow et de Thoreau.)

La vie quotidienne en pastorale ou au monastère rend-elle malade ?

Ruthard Ott

Conditions générales, objectifs de l'activité et philosophie dans la pratique pastorale

Actuellement, l'Église se trouve dans un vaste processus de transformation. Certains de ses membres la quittent ou se retirent. Beaucoup de chrétiens défendent des points de vue personnels sur leur foi et adoptent vis-à-vis de l'Église hiérarchique une attitude critique. Partout l'on voit nettement que l'Église perd de sa vigueur structurelle dans la vie publique et dans la société civile. Le déclin progressif de son rôle en tant qu'instance de repères se manifeste dans l'éclosion d'un nombre important d'institutions non ecclésiastiques. Celles-ci recourent à des méthodes nouvelles, revendiquent pour elles le domaine de la direction de conscience et de l'orientation de la vie, puis pratiquent leur propre liturgie en des périodes choisies (fins de semaine, jours de la Semaine sainte, ateliers de travail à la Pentecôte). À cela s'ajoutent des offres de services dans le secteur social. Un certain nombre de jardins d'enfants, d'écoles et de cliniques sous l'autorité des Églises ne peuvent plus être conservés faute de personnel et de financement.

À côté de ces transformations qui se vivent dans la société, des changements internes à l'Église contribuent à augmenter le stress dans les communautés monastiques et les diocèses.

On dénombre aujourd'hui moins de vocations sacerdotales et contemplatives et la moyenne d'âge des effectifs est plus élevée. Pour maintenir le fonctionnement de cette institution, il faut faire de plus en plus appel à des laïcs. Les quelques jeunes éléments ne manifestent pas toujours la même endurance et la même disponibilité qui caractérisaient la génération d'après-guerre. En conséquence, dans un bon nombre de diocèses et de couvents, apparaissent des tensions ouvertes entre les générations. Dans certains lieux, on en est arrivé à institutionnaliser une pastorale interne au monastère – en particulier, à l'adresse des malades et des personnes âgées – et à considérer comme indispensable une pastorale à l'intention des collaborateurs et des collaboratrices, pour parer en quelque sorte au fait que de plus en plus d'obligations sont confiées à un nombre de plus en plus réduit de membres d'un monastère ou d'une pastorale. De nouvelles conceptions pastorales (pastorale d'équipe, animation de secteurs entiers de pastorale) et de nouvelles tâches (par exemple, dans le domaine de la gestion et de la rénovation) requièrent désormais un changement de mentalité. Des communautés monastiques et des centres du personnel préparent des axes de travail, en fonction de la situation actuelle du personnel et de la diminution des moyens financiers. Départ, retrait et centralisation remettent en question l'engagement des collaborateurs. Il en résulte des frustrations personnelles, dès lors que le travail commencé ne peut être mené à son terme.

Aussi est-il important de s'interroger sur les raisons

d'être des monastères et sur la profession de celui qui est chargé de pastorale. Sa tâche consiste, dans des domaines d'activité variés (liturgie, diaconie et témoignage), à préparer les voies du Royaume et à participer à l'édification du règne de Dieu. Selon leur orientation, les monastères ont une mission particulière et ils édifient dans ce sens une vie spirituelle et communautaire. Mais un bon nombre d'hommes et de femmes assument aussi des tâches pastorales.

La pastorale implique que l'on soit à l'écoute des autres, pour les accompagner dans leur détresse quotidienne et leur délivrer le message chrétien d'une vie réussie. L'activité de la pastorale est orientée vers le service, et elle est non lucrative. En règle générale, le travail pastoral est une activité qui se déploie au profit des êtres humains ; c'est avant tout une activité relationnelle. Les services non lucratifs n'accusent donc aucun résultat qui pourrait permettre d'évaluer le succès de leur entreprise, si ce n'est grâce à l'adhésion de nouveaux membres. Beaucoup de prêtres se demandent de nos jours : « Que puis-je encore proposer pour que les gens viennent ? »

Ce sont surtout des causes inconscientes ou à demi conscientes qui peuvent contribuer à rendre malades les collaborateurs des deux sexes. Elles trouvent leur expression dans les discours de départ en mission, dans les jubilés d'anniversaires et les communications portant sur les objectifs de la communauté ou sur l'intelligence du service.

L'Église se comprend comme une communauté de services composée de frères et de sœurs. Il ne doit pas y avoir de conflits, car les conflits sont en contradiction avec sa mission effective consistant dans l'entraide mutuelle pour tendre vers le salut. Même les conflits de personnes et d'intérêts sont souvent considérés comme une faute causée par l'amour-propre, une façon de limiter les conflits dans la communauté.

Le travail pastoral et la vie conventuelle se vivent comme un service particulier, dans le sens de l'imitation du Christ. Cela signifie souvent être « toujours de service » ou travailler vingt-quatre heures sur vingt-quatre, conformément à l'idéal que l'on se fait d'une efficacité permanente.

On attend des prêtres et des religieux qu'ils mènent une vie exemplaire, ce qui est assez souvent assimilé unilatéralement à l'ascèse, à l'humilité et à l'adaptation. On est frappé de ne pas découvrir de faibles personnalités, mais bien des personnes ouvertes aux progrès et pleines de perspectives.

En outre, la reconnaissance ne devrait jouer aucun rôle. « Tout est service et tout service est un devoir. » En revanche, la critique est constante. Le travail de pastorale et l'activité interne au monastère réclament un engagement particulier, dans le sens du dévouement et de la sollicitude (« être tout à tous »).

Il est naturel alors que ces incitations à une telle disponibilité conduisent parfois l'individu à un stress permanent et malsain. Les responsables doivent se soucier de la nature des messages qu'ils adressent et des conséquences qu'ils peuvent entraîner chez leurs collaboratrices et collaborateurs. Souvent on a pu observer que les conflits et les difficultés qui surgissent sont provoqués par les responsables des services. Cela signifie qu'on doit considérer les déficiences des structures, de l'organisation et de la collaboration, ainsi que l'absence de décisions apaisantes et l'humanisation trop tardive du poste d'activité comme des facteurs d'insatisfaction pouvant provoquer des maladies professionnelles.

On comprendra mieux ce qui est souligné ici avec l'exemple d'un curé. C'est seulement après la visite de représentants d'une agence spécialisée ayant émis des suggestions d'aménagement du bureau paroissial, qu'il s'est procuré un siège à dossier droit et un éclairage ménageant ses yeux.

Part personnelle concourant au processus d'épuisement

« Je suis habité par un sentiment de tristesse, de déprime et d'ennui. Je suis excédé et me traîne pour réaliser ma tâche. Je n'ouvre pas la bouche quand je suis dans le chœur, j'ai besoin de beaucoup dormir et, en même temps, je dors mal. Je me cache mais, par ailleurs, j'aimerais être considéré. Cette humeur m'accapare tout entier » (un religieux).

Nous, les humains, à la différence des automates, nous projetons nos sentiments dans l'accomplissement de notre travail. Notre singularité confère à notre personne tout entière une note particulière, qui influe inévitablement sur la pratique pastorale. Cette projection de nos particularités individuelles explique ainsi que nous ne puissions assumer de façon exemplaire toutes nos obligations et que nous ne soyons pas constamment pleins de vitalité.

Au cours de notre activité, le corps, l'esprit et l'âme ne se trouvent pas toujours en harmonie et en équilibre. Le religieux dont nous venons de citer l'exemple n'est pas lui-même en mesure d'expliquer son état d'épuisement et de déprime, d'autant plus qu'il a négligé ses maux durant des années. Ses supérieurs et ses confrères se demandent ce qui se passe avec lui. Il est possible aussi que l'intéressé et ceux qui sont indirectement affectés par de tels symptômes et de telles situations doivent apprendre à accepter l'ordre de la création. Précisément, l'homme est un homme et pas une machine. Il a des aspirations fondamentales de nature physique, psychologique et spirituelle, dont la satisfaction lui apporte le repos, la force et l'énergie vitale, un peu comme un arbre reçoit son énergie de ses racines qui se trouvent dans le sol. La question est de savoir jusqu'à quel point le sol, dans lequel l'homme est enraciné, est nourricier. De quels éléments l'arbre a-t-il besoin pour grandir et devenir fécond ? Est-il naturellement enraciné, quelles racines sont coupées ou ligaturées ? En vérité, qu'est-ce qui rend les hommes malades ? Qu'est-ce qui les guérit ?

« Ce que l'homme est aujourd'hui, il l'est déjà devenu hier. » Quand on se préoccupe de l'histoire de la vie des religieux et des prêtres, on est obligé de constater qu'un nombre non négligeable de ces personnes en quête d'une consultation psychologique ont été soumises à des contraintes constantes et, dès l'enfance, à des conditions de développement insupportables pour leur âge : des blessures, des expériences traumatisantes ou des offenses, qui se sont cicatrisées pendant des années et qui sont de nouveau à vif. Beaucoup ont appris trop tôt à assumer des responsabilités à la place des adultes (identification aux parents). De nombreuses personnes ont subi dans l'enfance des atteintes à leur intégrité physique. Elles n'ont pas appris à se protéger convenablement ni à construire avec autrui des liens fondés sur la confiance. Même si nous ne pouvons pas avancer de statistiques, nous constatons, grâce à la thérapie, que, au cours de leur adolescence, prêtres et religieux ont fait l'expérience douloureuse des aspirations frustrées, tel le besoin de sécurité, d'appartenance, de paix, d'affection, de reconnaissance et de valorisation. Toutes aspirations dont la satisfaction est indispensable à la vie et à l'évolution, et dont la privation entraîne des conséquences durables sur le comportement et la vie de la personne.

On relève des tendances à la dépression, à l'autocritique et des angoisses :

— dépressions et refoulements, source d'échecs, dont l'origine est à rechercher avant tout dans le rapport des sentiments avec la pensée, du corps avec l'esprit, de la sexualité avec la spiritualité, ainsi que dans les aspirations individuelles et collectives (communauté, collègues) ;

— peur de l'autorité ;

— peur des conflits et de la confrontation ;

— tendance dominante à considérer l'amour comme méritoire ;

— situation générale dépressive : l'agressivité se manifeste implicitement dans le dénigrement et la dépréciation de sa propre personne ou de celle d'autrui. Beaucoup manquent de « délicatesse spontanée » ;

— manque d'estime de soi ;

— propension aux réactions psychosomatiques, accompagnée d'une aptitude à percevoir et à exprimer des sentiments et tendance cyclothymique.

Un religieux déclare : « Ah ! si vous saviez dans quel état je suis ! Je m'en suis ouvert au médecin. Je puis m'en sortir – grâce à la croix. L'air frais, c'est un poison pour moi : pourtant je souffre d'une toux permanente et mon estomac est ma foi très sensible. Mais ici, au monastère, il n'y a personne avec qui je puis parler de tout cela en toute tranquillité. De toute façon, personne ne me comprend. »

Nous ne devons pas oublier que l'augmentation des maladies psychosomatiques actuelles est un phénomène général de société. Tandis que les maladies infectieuses ont dominé la première moitié du XXe siècle, à partir des années 1960 les maladies chroniques (cancer, maladie cardiaque) ont pris globalement la première place. « L'homme qui n'en finit pas de s'angoisser, tombe malade. » Nous le savons aujourd'hui, ce sont avant tout des facteurs psychologiques et sociaux qui sont à l'origine des maladies, bien que médecins et patients ne soient pas en mesure de les évaluer. Dans la recherche médicale, on connaît depuis environ quinze ans les points d'interférance entre le corps, l'âme et l'esprit. On a étudié entretemps les réactions du système endocrinien, du système hormonal et du système nerveux et l'on apprécie de façon scientifique leur action sur le corps. Le langage quotidien exprime à sa manière ce rapport, dans des expressions telles que :

— La peur rend bête.
— La peur déforme.
— Ça me met les nerfs à vif.
— Ça me pèse sur l'estomac.
— J'en ai plein le dos.
— Ça me casse la tête.
— J'en ai la gorge nouée.
— J'ai peur de m'écrouler.
— Quand j'y pense, je me mets à trembler.

Comme pendant longtemps on n'a pu expliquer les connexions physiques, on insinuait que les patients s'imaginaient être malades ou que c'était une faiblesse de penser ou de sentir de la sorte. Mais, aujourd'hui, nous savons que dans l'ordre de la création l'homme reçoit un soutien très significatif. S'il se sent menacé ou dépassé, il ressent de la peur. Dans le système nerveux végétatif (le sympathique), la capsule surrénale est activée et produit une décharge d'adrénaline. La pression monte. Le corps est mis sous tension. L'énergie se concentre uniquement dans l'action, pour écarter la menace ou la pression. Le problème qui se pose souvent aujourd'hui réside dans le fait que la perception de la menace ou de la pression persiste longtemps chez beaucoup d'individus. En cas d'alerte permanente, et à partir du moment où les possibilités physiques sont considérablement limitées en raison des habitudes du travail et de la vie, le mécanisme physique du stress ne fonctionne plus.

Nous devons donc prendre en compte les facteurs de stress permanent, qui pèsent de façon désagréable sur les religieux comme sur les prêtres. La spiritualité intériorisée est mise à rude épreuve. « Les catholiques permanents, travaillant dans les structures de l'Église, se reconnaissent à ce qu'ils ont une cage thoracique étroite », a constaté une collègue qui propose une conférence sur le sujet « Corps, respiration, voix ».

Un prêtre dans une grande paroisse avec plusieurs activités témoigne de la peur qu'il ressent, depuis un certain temps, de perdre la voix quand il se trouve à l'ambon. Des pensées confuses et un léger vertige s'emparent de lui ; il se met à bégayer et, il y a quelque temps, il a dû interrompre son homélie et se réfugier à la sacristie. Devant l'autel, une peur panique se saisit de lui : et s'il renversait le calice rempli de vin et répandait le sang du Christ sur l'autel ? Il aurait ainsi commis un acte profanateur. L'idée de commettre un impair et la crainte de passer aux yeux de sa paroisse pour un lâche et un raté l'a rendu prudent. Non sans peine, il s'applique à présent à ne rien faire de travers.

Or, précisément, cette attitude l'amena à se mouvoir maladroitement à l'ambon et à l'autel, ce qui ne fit qu'accroître sa peur. Bien qu'il ait eu un ministère fructueux durant des années dans sa paroisse et qu'il ait été aimé par beaucoup de gens en tant que prêtre, il redoutait désormais de se produire en public. Mais il ne pouvait se soustraire à l'obligation de célébrer l'Eucharistie. Toute fête d'action de grâces devint une expérience qui lui rappelait le mont des Oliviers. Un accident cardio-vasculaire le décida à venir en consultation.

Cette angoisse vécue par le prêtre éclata dans ses

meilleures années, celles du milieu de la vie. Il avait consacré beaucoup de temps à autrui – mais pas à lui-même. Il n'avait pu satisfaire ses aspirations fondamentales et avait négligé son sentiment d'estime de soi. Il avait choisi de favoriser sa relation avec Dieu, en l'orientant vers l'action. Il ne pouvait se départir de cette impression profondément ancrée en lui de ne pas en avoir assez fait au regard de Dieu, bien qu'il ait été fidèle à la récitation de son bréviaire et qu'il se soit engagé au service des autres. En réalité, il ne vivait pas de sa spiritualité, mais il pensait devoir mériter l'amour de Dieu, c'est-à-dire le gagner à la sueur de son front.

Cette période tourmentée qui intervient dans le milieu de la vie constitue un terrain propice à l'éclosion et à la manifestation de peurs existentielles et de douleurs physiques. La seconde moitié de la vie est généralement liée à une multitude d'expériences de deuil. Ces pertes et ces renoncements causent de la tristesse et de l'anxiété. Il s'agit d'une peur toute naturelle qu'il faut maîtriser. Voici à titre d'exemples les peurs caractéristiques qui peuvent affecter le prêtre ou le religieux :

— Ne plus être à même d'agir physiquement et spirituellement comme avant : la préparation de l'homélie requiert plus de temps ; rester assis devant son bureau devient difficile (maux de reins) ; on a toujours l'impression d'être sous pression, tandis qu'on a besoin de plus de temps pour chaque activité.

— Tomber malade et rester fragile, devoir endurer des souffrances : tout homme a son point névralgique, son point faible. Ressentir plus nettement ses limites physiques : « Si à 45 ans tu t'éveilles le matin sans avoir mal, c'est que tu es mort », dit-on dans le langage courant.

— Ne plus être aussi attrayant et ne plus être autant sollicité. De jeunes prêtres (des vicaires) sont davantage aimés dans la paroisse. Des supérieurs (hommes ou femmes) s'adressent davantage aux jeunes consœurs ou confrères.

— Peur de l'isolement et de la solitude : la mort des parents dévoile souvent les failles du réseau de relations : « Le pire, pour moi, c'est quand je rentre le soir au presbytère : tout y est sombre et froid. Du vivant de ma mère, c'était différent. » Avec la mort des parents, la relation aux frères et sœurs se modifie : « Quand je vais à la maison, j'ai le sentiment d'y être étranger. Lorsque mes neveux et mes nièces étaient encore petits, j'y allais volontiers. » Durant la seconde moitié de la vie, le rôle des amis et des connaissances prend très généralement une plus grande importance. Bien des prêtres et beaucoup de religieux ne se sont pas constitué de réseaux d'amis au cours de leur vie et, dans la vieillesse, cela devient plus difficile.

— La peur de vieillir, la peur de sa propre mort, la peur de ne plus exister aux yeux de Dieu. Bien des prêtres voient dans *Le Torse* [1] une image de leur vie, quand, jetant un regard en arrière, ils se souviennent des projets et des aspirations de leur jeunesse. Ils s'interrogent : « Qu'ai-je fait de ma vie ? Que suis-je devenu ? C'est fou ce que je ne voulais pas faire en tant que prêtre ! Comme je voulais être exemplaire dans ma vie religieuse au milieu de la communauté ! Comme je désirais garder vivante ma relation à Dieu ! »

Ils font leur bilan et c'est l'idée que leur vie est pratiquement finie qui s'impose. Les années se sont écoulées et il est impossible de revenir sur ce qui a été mal fait et de rattraper le temps perdu. Beaucoup se tourmentent en

1. Les Allemands se réfèrent volontiers à la sculpture grecque dont *Le Torse du Belvédère* est une des œuvres les plus énigmatiques : elle représente une figure humaine, sans tête et sans membres, symbole de l'homme, amputé de ses facultés intellectuelles, c'est-à-dire incapable de se décider.

se posant de tels problèmes, au point de tomber dans la dépression. Au sentiment d'angoisse se mêle alors le désespoir religieux d'être abandonné aussi par Dieu. Certaines images de Dieu, anxiogènes, amplifient ce phénomène (activation du surmoi).

Pour l'accompagnement spirituel et la direction de conscience s'imposent les tâches suivantes :

— réconcilier le sujet avec le spectre de sa vision de Dieu ;

— combattre la pensée dépréciative (« Je ne vaux plus rien ! ») ;

— évaluer la situation pour une plus juste appréciation.

La psychothérapie a pour objectif de réconcilier l'individu avec son histoire personnelle. Il s'agit de lui permettre de dépasser les messages univoques intériorisés qui ont pu être à un certain moment de la vie nécessaires et signifiants. Par exemple : « Ta vie n'est possible qu'au prix de l'adaptation et de la soumission. Tu ne dois pas accepter de toujours réprimer tes sentiments, comme la colère, la peur, la haine, la méfiance et le sentiment de culpabilité. »

Les principes de vie et les facteurs qui induisent la maladie ou démoralisent – facteurs qui, pour le présent comme pour l'avenir, représentent un handicap – ou même ceux qui redonnent courage doivent répondre aux principes suivants : « Tu vaux ce que tu fais. Le travail n'est pas toute la vie. Ne sois là que pour les autres. Aime ton prochain par-dessus tout, pas seulement toi-même. Agis à tout prix. Contrôle et adapte-toi. Aide-toi toi-même et le ciel t'aidera… » (*cf.* Frielingsdorf, 1989 et 1992).

Souvent, la vie au cœur d'un espace protégé nécessite une période de « postmaternage ». Dans un tel contexte de relation d'estime, aussi sincère qu'empathique, l'être humain apprend à se prendre en charge de façon maternelle et paternelle, ce qui lui permet de se comporter de façon saine envers lui-même. Confronter sa propre philosophie sur l'organisation de sa vie avec ses « exécutants internes » conduit l'intéressé à développer sa propre responsabilité et son autonomie.

Au cours de notre travail, nous nous heurtons souvent à une compréhension unilatérale des conseils évangéliques. Dans la *Psychologie des motivations* de Schultz-Hencke (1947), la quête de la valorisation de soi, de la possession et de la sexualité amoureuse fait bien partie des réalités fondamentales de l'être humain. La tradition chrétienne comprend les conseils évangéliques comme une réponse à la foi : obéissance, pauvreté et chasteté (célibat) pour gagner le royaume de Dieu. Une introduction aux conseils évangéliques qui ne serait pas comprise pourrait engendrer des difficultés personnelles.

Valorisation de soi et obéissance

Nous constatons que des prêtres se trouvent fréquemment dans la position d'un « héros solitaire ». En tant que lutteurs et pionniers isolés, ils courent le danger de s'épuiser. Beaucoup se laissent ranger dans la catégorie de « type A » : ils sont perçus comme étant généreux, axés sur l'efficacité, mais avec une forte tendance à douter d'eux-mêmes. Cette attitude induit parfois, en raison de ce besoin de se faire valoir, un aveuglement quant à ses propres forces : peu attentifs aux signes d'épuisement, ils les perçoivent souvent trop tard.

Inversement, nous rencontrons des personnes dont le besoin de valorisation est trop peu affirmé. Par obéissance et fidélité envers leurs supérieurs, ils demeurent dépendants et ont besoin d'un intercesseur qui les autorise à agir. Ils confient une partie de leurs attentes chimériques à leurs supérieurs ou à leurs chefs du personnel comme en compensation de leur loyauté. Les supérieurs n'ont vraiment pas une position enviable, car on leur demande d'assumer un rôle de coopération et de dialogue, de prendre des décisions tenant compte de chacun tout en maintenant l'orientation générale de la communauté. Ils accomplissent leur service « sur commande » dans un contexte où il est peu possible – comme c'est souvent le cas – de prendre en considération les aspirations de l'individu. Pour se développer et structurer sa propre vie, il faut percevoir et écouter en soi sa « propre conseillère supérieure », ou son « accompagnateur intérieur », pour tirer parti du savoir acquis par l'expérience.

Propriété et pauvreté

Parmi nos hôtes, qui tous se consacrent à la construction du royaume de Dieu, nous sommes amenés à distinguer deux catégories de personnes. Tandis que les prêtres, qui reçoivent de leur employeur un bon traitement, peuvent dépenser de l'argent à leur guise, les religieuses, elles, ne disposent que d'un argent de poche modeste. On voit là comment l'ordre de Jésus de partager avec les pauvres peut avoir, d'un point de vue psychologique, des conséquences négatives. D'un côté, on est totalement pourvu matériellement en communauté, de l'autre, la marge de manœuvre est extrêmement limitée financièrement. Ces deux réalités contribuent à ce que l'individu demeure dans une dépendance « infantile ».

Sexualité et chasteté, célibat en vue du royaume de Dieu

Le renoncement à la satisfaction d'une relation sexuelle et l'intégration de la sexualité dans la spiritualité constituent, pour bon nombre de personnes ayant choisi le célibat comme style de vie, un grand défi. Une vitalité réprimée, une sexualité également réprimée, quelques satisfactions compensatrices, des dépendances relationnelles avec des personnes du même sexe, des amitiés secrètes conduisent à se demander comment, à la longue, le célibat pourra être vécu de façon épanouissante. En général, il ne suffit pas de fermer la « porte de la sexualité » et de la verrouiller pour ouvrir seulement la « porte de l'activité » afin de canaliser l'énergie. De quelle manière l'individu peut-il harmoniser positivement son identité d'homme ou de femme avec son identité spirituelle de religieux ou de religieuse ? En ce qui concerne l'identité de la femme, c'est avant tout son instinct maternel qui semble conciliable avec l'idéal d'une religieuse. Récemment, la projection du film *Sister Act* a permis de réaffirmer que la nature de la femme comprenait bien les qualités telles que la sensualité et la vitalité et que celles-ci pouvaient parfaitement (au moins à terme) être compatibles avec la vie religieuse.

Quant aux hommes, il n'y a pas de difficultés à partir du moment où ils parviennent à réaliser leur ministère ou leur vie religieuse d'une façon paternelle et pastorale. Mais une telle fonction laisse-t-elle de la place à l'« homme fougueux », à son côté combatif, à son goût de l'aventure, à ce qui fait précisément de lui un homme ? La paternité et la filiation, considérées comme qualités de référence d'un bon prêtre ou d'un bon religieux, excluent à la longue un aspect essentiel de la virilité.

Et ce qui est exclu s'atrophie, entraînant souvent

l'individu à orienter sa vie vers d'autres ambitions (par exemple, le pouvoir, la richesse, la considération).

Tout ce que l'on mutile absorbe de l'énergie et finit par rendre malade. « L'âme du malade se trouve prise entre des tenailles », a écrit S. Freud. Et quand on croit avoir maîtrisé sa soif de valorisation de soi et de possession, de sexualité et de virilité, c'est alors qu'on constate, en y regardant de plus près, que, précisément, ces pulsions vous tiennent encore sous leur influence.

Dans l'accompagnement thérapeutique, une attitude revêt à mes yeux une grande importance, c'est celle que je voudrais traduire par « respect » : regarder, observer, transformer et lâcher prise.

Cette attitude est déjà mentionnée dans l'histoire du rabbin Susja. Dans le monde à venir, on ne me demandera pas : « Pourquoi n'es-tu pas devenu Moïse ? » Mais on me demandera : « Pourquoi n'es-tu pas devenu Susja ? » Car il ne s'agit pas de devenir le plus habile des serviteurs et le plus grand des rabbins, mais de combler la mesure dont Dieu pourvoit personnellement tout homme. En d'autres termes : « Pourquoi n'es-tu pas devenu ce que tu aurais effectivement dû devenir ? » (*cf.* Hoffsümmer, 1983, p. 102).

Rôle de la vie privée et du loisir dans la constitution de nouvelles énergies

Une religieuse d'un certain âge témoigne : « J'aime travailler manuellement. Mais, croyez-moi, je ne puis prendre en mains mon tricot que lorsque j'arrive à m'enfermer dans ma chambre. Car, quand la supérieure me voit, elle me dit : "N'as-tu rien de mieux à faire, alors qu'il y a ici tant de travail ? Il y a tant à faire à la communauté. Nous sommes déjà si peu nombreuses : chacune doit participer au travail." »

Un religieux d'âge moyen confie : « Le sujet de la vie privée est tabou. Tout se passe dans la communauté ou avec autrui. Presque tout est obligatoire. Quand il m'arrive de vouloir dormir tard le matin et que, pour cette raison, je ne viens pas à la prière du chœur, on me regarde de travers ! »

Une jeune religieuse, de son côté, déclare : « Chez nous, dans la communauté, il y a deux sortes de religieuses. Les unes sont totalement absorbées par leur travail, les autres par leur maladie. Pour nous, les jeunes, cette perspective est inquiétante. »

Se retirer dans sa vie privée, organiser son temps libre, entretenir des amitiés ou s'adonner à ses occupations favorites, autant d'activités qui permettent à l'être humain de se détendre, de se régénérer et ainsi de trouver de nouvelles énergies pour assumer sa tâche professionnelle. Cette possibilité semble interdite à bon nombre de prêtres et de religieux. De façon fort étonnante, Henri Nouwen rapporte dans son livre intitulé *Proximité. Désir de relation vivante* (Fribourg, 1992) ses observations sur le rapport au temps – observations que nous avons pu confirmer dans notre travail d'accompagnement des prêtres et des religieux. Plusieurs approches régissent notre rapport au temps. Plus d'un pasteur a tendance à se précipiter la tête la première dans ses activités :

> « Il peut très vite devenir la victime de ce que des observateurs non engagés appellent le "complexe du sauveur". Il se rend quasi omniprésent sur tout le territoire qui lui est dévolu. Aucun groupe biblique, aucun groupe de prière, aucune rencontre de scouts, aucune réunion de la Ligue féminine, aucune rencontre de servants de messe, aucun groupe de travail sur les questions sociales, financières ou spirituelles n'ont lieu

sans qu'il soit présent. Il parle presque avec quiconque désire lui parler, prodigue des conseils à des paroissiens désemparés, à des époux, fait le catéchisme dans une école primaire, dans une école secondaire élémentaire, dans une école technique et au lycée classique et il est disponible en permanence pour répondre aux aspirations de chacun – excepté les siennes propres.

Rarement, il refuse une invitation et, rarement, il dit non et, rarement encore, il se retire dans ses appartements privés... Dans la paroisse, on l'aime bien. On dit de lui qu'il est bien, ouvert, plein de compréhension envers tous. On le reconnaît : l'homme se dévoue vraiment pour ses paroissiens. Il est au courant de tout. Il est très différent de l'ancien curé. Avec une certaine fierté, il raconte à ses confrères qu'il dépasse rarement les cinq heures de sommeil, qu'en dehors de son bréviaire il ne trouve presque pas de temps pour lire un livre et qu'il lui est tout à fait impossible de trouver une heure pour aller jouer au tennis... Quelques années plus tard – disons deux, quatre ou peut-être cinq –, il remarque peu à peu qu'il n'est pas parvenu à changer le monde qui l'entoure, comme il l'avait escompté et que les hommes sont à peine plus différents de ce qu'ils étaient tout au début. Les problèmes anciens remontent à la surface... et la question surgit : "Qu'est-ce que j'apporte en réalité ? Il n'y a pas de réel changement, je suis las !" Une lassitude générale – physique, par manque de sommeil ; intellectuelle, par manque de motivation ; spirituelle, par manque d'inspiration – s'empare de lui et le conduit à une résignation indifférente, à une privation grandissante de repères ou à la dépression » (Nouwen, 1992, p. 119).

Quel a été le résultat de l'activité de ce pasteur ?, demande Nouwen, qui en arrive à la conclusion qu'il avait pratiqué une mauvaise répartition de son temps.

Nous aussi, nous constatons que des pasteurs se dévouent avec une énorme générosité. Les tâches et les attentes multiples ainsi que la tension entre ce qui devrait être et les possibilités limités provoquent la résignation de prêtres encore jeunes. Cela nous inquiète de remarquer que, dans la supervision des groupes pastoraux, après trois ou cinq années d'engagement pastoral, des signes d'essoufflement sont perceptibles.

Nouwen (*ibid.*, p. 121) souligne encore la mauvaise répartition du temps à court terme.

> « La répartition du temps à court terme concerne la façon dont un prêtre utilise ses heures au cours d'une journée. Il me semble d'une extrême importance que le prêtre dégage du temps pour sa détente et son repos… Un prêtre qui vit toute la journée au presbytère, entouré de ses collaborateurs, est d'une certaine façon toujours de service. À toute heure du jour, les gens peuvent l'appeler et il n'est jamais complètement en dehors de son secteur d'activité… Il peut avoir l'impression d'être constamment sous pression, jour et nuit, sans pourtant travailler de façon vraiment concentrée ou sans pouvoir jamais vraiment se reposer… Quand s'estompent les limites entre le jour et la nuit, le travail et le jeu, le devoir et le hobby, la vie perd son rythme et n'a plus de délimitation. L'homme devient alors moins le maître de son temps que la victime. Il est perpétuellement en train de courir et s'arrête rarement pour s'interroger sur le sens et l'efficacité de son activisme effréné. »

À un autre endroit du livre, Nouwen s'explique sur ce qu'il entend par une sage répartition du temps :

> « Le prêtre, ou le séminariste, se trouve souvent dans une situation qu'il ressent comme étouffante. Qu'il mange ou qu'il boive, qu'il joue ou qu'il prie, qu'il dorme ou qu'il veuille prolonger sa journée, étudier ou s'adonner à la rêverie, qu'il aille au cinéma ou au théâtre – toutes ses activités se trouvent directement ou non sous les yeux d'une seule et unique autorité. Une des raisons pour lesquelles un homme, dans sa vie professionnelle ou universitaire, peut supporter de profondes frustrations, se trouve justement dans le fait que, chez lui, il est loin des exigences de son patron ; qu'il peut être le chef d'un groupe d'amis de la nature ; qu'il peut faire preuve d'autorité et de responsabilité quand il s'en va en vacances avec sa femme et ses enfants, et que cette autorité et cette responsabilité-là sont d'une tout autre nature que celles qu'il exerce dans sa profession… Tout être humain vit sous des toits différents, mais en alternance : sa maison, son bureau, sa maison de vacances, le foyer

de son association, son église. Chacun d'eux représente des réalités différentes de la vie avec la possibilité d'exercer de façon différente l'autorité et la responsabilité... Tout cela rend possible un heureux équilibre. Les prêtres et les séminaristes manquent de cette alternance.

Quoi qu'il pense ou fasse, quoi qu'il ressente, quoi qu'il dise ou écrive, le prêtre est toujours sous le regard d'une seule et unique autorité ou exposé aux mêmes formes d'autorités. Un curé de ville attend de son vicaire non seulement que chaque jour il soit totalement disponible de 8 heures du matin à 17 heures le soir, mais il voudrait encore qu'une fois par semaine il joue avec lui aux échecs, qu'il lui présente toutes ses connaissances, qu'il l'emmène chez ses amis... Mais il attend aussi probablement de lui qu'il ne boive pas autant de bière, qu'il ne regarde pas l'émission « Tutti frutti », qu'il évite de parler avec des prostituées sur le trottoir, qu'il ne porte pas de jeans, qu'il ne conduise pas de Mercedes et qu'il refuse de recevoir la visite de femmes dans son bureau. »

Cette sphère privée et ces possibilités de retrait sont indispensables pour les prêtres et les religieux : elles jouent un rôle dans la vie des personnalités « publiques ». Nouwen (*ibid.*, p. 128) est d'avis que tout homme a besoin d'un espace intérieur personnel, où il puisse se retirer, et que c'est pour lui impératif de hiérarchiser ses relations :

« Dans le domaine le plus intime de ma vie, je place la personne de l'un ou l'autre sexe qui m'est la plus proche. Autour de ce cercle intime vient s'agréger le cercle de ma famille et de mes amis les plus proches. Ensuite, dans un cercle plus vaste, j'inclus les parents et les connaissances et, au-delà, plus à l'extérieur, celui de mes collègues de travail. Finalement, je connais le vaste milieu des humains dont j'ignore même le nom, mais qui, de quelque manière, font partie du monde. Je suis entouré de cercles concentriques, sur le seuil desquels j'installe des gardiens qui examinent avec attention qui je laisse approcher et à quelle distance. Je ne dis pas la même chose au chauffeur de bus qu'à mes collègues de travail connus de longue date. Je ne dis pas à mes amis tout ce que je dis à mes parents. Et, en plus, il existe un lieu où personne ne peut accéder et où je suis pleinement moi-même, là où je sauvegarde ma sphère privée. C'est le lieu où je peux rencontrer Dieu... Un homme ne possédant pas de sphère privée ne peut pas être membre d'une communauté.

C'est là justement que des problèmes se posent au prêtre. Très souvent il n'a plus de vie privée, cet espace où il peut être totalement lui-même ; il n'est pas non plus protégé par des gardiens postés sur le seuil. Il est amical envers tout le monde, mais souvent il n'a personne avec qui parler de ses souffrances et de ses problèmes. Il conseille et enseigne en permanence les autres et, comme il vit dans son appartement ou son presbytère, il n'a pas de vrai chez-soi pouvant lui procurer de l'intimité et de la tranquillité ; il erre souvent dans la paroisse en quête de gens qui puissent lui offrir un peu de ce sentiment d'appartenance et d'intimité. Le prêtre qui ne cesse de recommander l'amitié a davantage besoin de ses paroissiens qu'eux n'ont besoin de lui... Les longues heures qu'il passe avec ses fidèles servent davantage à la satisfaction de ses propres désirs qu'à ceux de ses hôtes. »

La citation suivante nous montre que les prêtres et les religieux, comme tout un chacun d'ailleurs, ont des aspirations d'ordre psychologique, qui doivent être satisfaites :

« Il en résulte ce paradoxe que lui (le prêtre), qui n'a cessé d'enseigner l'amour mutuel aux hommes, ne s'aime pas lui-même en réalité ; qu'il s'est longtemps exercé à la prière intérieure, mais souvent il est incapable de rester seul avec lui-même. Pour quiconque est venu de l'extérieur, il a été amplement disponible – mais pour celui qui devrait être à l'intérieur de lui, il n'a plus de place... Sans vie spirituelle et sans un ami vrai, le pasteur est comme un airain retentissant et une cymbale sonore... Qui donc conduit celui qui devrait conduire les autres hommes ? » (Nouwen, *ibid.*, p. 130).

Mieux qu'hier, nous connaissons aujourd'hui nos mécanismes de défense physiques et l'influence de nos habitudes alimentaires sur notre santé. Nous savons aussi que notre corps a besoin de vitamines. Mais sommes-nous bien conscients que notre âme aussi en a besoin ? Ces vitamines de l'âme, ce sont les aspirations psychologiques fondamentales, dont la satisfaction se trouve précisément dans le loisir et la vie privée. Aucun emploi n'est tout à fait conçu comme une activité de nature à procurer la joie et l'épanouissement. L'homme, à la longue, ne peut vivre sans espace et sans temps pour lui-même, ni sans veiller à satisfaire ses aspirations psychologiques. Tôt ou tard, il devra trouver une réponse aux questions que voici :

— Qu'est-ce que je fais en général pour me sentir bien dans ma peau ?

— Ai-je un hobby, une activité favorite ?

— Où est-ce que je me détends ? Comment je décroche ?

— Où est-ce que je me ressource ? Où est-ce que je souffle ?

— Ai-je quelqu'un à qui parler de mes soucis et de mes joies ?

— Est-ce que je cherche suffisamment d'occasions de me confier ?

— De quoi est-ce que je me réjouis durant la journée ? Suis-je capable de savourer les choses ?

— Est-ce que je m'accorde quelques petits succès ?

— Comment est-ce que je parviens à faire reconnaître mon travail ?

Les activités et expériences créatrices nous procurant de la joie et du plaisir renforcent nos mécanismes de défense. Dans certains cas particuliers, on a pu prouver que, grâce à des années sabbatiques ou des périodes de repos forcé, dues à la maladie, l'individu avait pu, du fait de ce temps libre, réaliser tout ce qu'il n'avait pu faire au cours de sa vie professionnelle. L'homme qui vit et travaille dans un secteur comportant un caractère d'obligations permanentes et de contraintes a besoin d'une saine structure de son moi. Pour cela, il doit veiller à respecter les temps de repos, prévus par les conventions salariales, telles que la pause du petit déjeuner et du déjeuner, l'heure de cessation du travail, la fin de semaine, le temps des congés et des vacances, afin de quitter tant extérieurement qu'intérieurement son lieu de travail. Beaucoup de gens ne savent plus ce qui leur fait encore plaisir et ce qu'ils peuvent faire de leur temps libre. L'invitation qui suit, que nous adressons pour l'occasion aux participants de nos sessions, pourrait représenter un exercice intéressant :

Répertoriez trente objets, ou expériences ou possibilités, susceptibles de vous amuser ou de vous faire plaisir. La moitié d'entre eux ne doit pas vous coûter plus de 15 francs ni vous mobiliser plus d'un quart d'heure.

Tenter d'évoquer autant de choses et de situations mettant en œuvre l'énergie physique et psychologique n'est jamais aisé pour des gens habitués à se préoccuper davantage des besoins d'autrui que des leurs propres. Mais, en y réfléchissant intensivement, une série de possibilités ne tarderont pas à se faire jour ; or, elles sont aussi accessibles à des religieux qui disposent de peu de temps et de peu d'argent.

Si, au cours de sa vie quotidienne, l'être humain connaît trop rarement la joie et le plaisir, il court le risque de s'étioler intérieurement. Dans le pire des cas, cela peut même l'amener à un état de dépression durable. Parfois, il faudra lui prescrire des antidépresseurs. Ceux-ci agissent dans trois directions : ce sont des stimulants, des tranquillisants et des énergisants. Ces possibilités peuvent avoir un effet analogue dans le ressourcement d'énergies vitales, quand on les met en pratique de façon consciente et conséquente. Un mois comprend trente jours : voilà qui explique cette invitation peut-être inhabituelle.

L'homme a besoin de changer d'activité et de lieu. Tout comme Jésus de Nazareth est passé sur l'autre rive ou bien s'est retiré dans la montagne, l'homme a besoin de changement lui aussi s'il ne veut pas gâcher sa vie. Le champ et les rites de transition ont pour fonction la préparation de démarches concrètes, en vue d'approfondir le sens de son activité professionnelle et les moyens de s'en libérer à l'occasion. La parabole des Vierges folles, dont la réserve d'huile est épuisée quand survient le Seigneur, peut s'entendre comme un avertissement à ne pas se laisser totalement consumer (Mt 25,1-13).

Dans son ouvrage *Helden als Beruf (Profession : héros)*, paru en 1983, Schmidbauer décrit quatre types de solution pour réduire la tension entre profession et vie privée.

1. Les victimes de leur profession

C'est le cas des hommes qui s'investissent totalement dans leur profession et ne disposent d'aucune vie privée. Ils sont actifs vingt-quatre heures sur vingt-quatre, ne lisent que des ouvrages spécialisés, ne cessent de parler de leur travail ou d'y penser. Ils ont de grandes difficultés à se soustraire à leur vie professionnelle et courent le danger de s'épuiser et de se consumer (*ibid.*, p. 49).

2. Les antagonistes

Ils séparent rigoureusement leur profession et leur vie privée selon le principe : « Le travail, c'est le travail ; le loisir, c'est le loisir ! » et ils attendent de leurs proches égards et compréhension. Ils voient leur vie privée comme un « réceptacle ». Ils sont fiers de savoir décrocher et de ne pas attirer l'attention sur leur statut de prêtre ou de maître. Ces adeptes du cloisonnement réagissent négativement si leur activité professionnelle empiète sur leur temps de loisir.

3. Les perfectionnistes

Ils aimeraient pouvoir organiser à la perfection tant leur vie professionnelle que leur vie privée. Ils transfèrent cette exigence de perfection sur la communauté. Souvent, pourtant, ils souffrent de ne pouvoir atteindre ces idéaux qu'ils placent dans leurs relations privées (par exemple, le désir que règne un climat d'ouverture et de libre expression de ses sentiments et de ses pensées ; qu'aucun conflit n'éclate et que l'on ne garde aucune rancune des blessures subies).

4. Les pirates

Ces hommes satisfont leurs intérêts personnels dans l'exercice de leur profession, en nouant, par exemple, des amitiés trop étroites avec des personnes dont ils sont les responsables au plan professionnel, ou en prenant des vacances avec leurs collaborateurs. Ils utilisent leur base professionnelle pour combler leur vie privée. Au risque de l'exploitation et de la dépendance de ceux qui sont mis à contribution. Ils s'accordent ainsi ce qu'ils ne pourraient pas obtenir à travers leur seule vie privée (*ibid.*, p. 67).

Comme tout autre groupe professionnel, celui des prêtres et des religieux se retrouve dans les quatre descriptions. Chacun doit se demander comment il peut résoudre d'une manière saine et responsable la tension entre sa vie professionnelle et sa vie privée. D'après nos observations, plus on refoulera ses aspirations personnelles, plus elles se manifesteront autrement dans la vie professionnelle. Les responsables des communautés devront se souvenir de deux choses : les personnes qui pensent trop peu à elles ont besoin d'être délestées de certaines responsabilités ; celles qui pensent trop à elles ou qui traînent leurs proches dans leur champ professionnel afin de satisfaire leurs intérêts doivent compter sur notre compréhension. Une confrontation les incitera à en prendre conscience. Dans les deux cas, on fera attention à ce que l'aspect humain, disons la vie privée, ne soit pas négligé dans la vie quotidienne et devienne aussi le sujet précis d'une intervention.

Quelle contribution peuvent apporter les supérieurs à la satisfaction professionnelle ?

Sur ce sujet irritant, on se limitera à quelques réflexions concises. On détaillera cependant le domaine de la communication et de l'attention portée aux individus.

Reconnaissons-le, les autorités se trouvent face à une tâche difficile, mais elles ont pourtant le devoir d'ausculter l'ensemble d'une communauté ou d'un diocèse. Conduite et orientation ne représentent pas une tâche aisée, en particulier dans l'Église. Une bonne direction implique un partenariat qui aille dans le sens d'un rapport respectueux avec les collaborateurs et collaboratrices, ce qui n'a rien à voir avec la pratique d'une autorité ou d'un pouvoir incontrôlé.

La direction endosse le rôle d'un chef d'orchestre, qui perçoit l'harmonie dans la résonance globale de l'ensemble des musiciens. Le regard qu'elle porte sur les personnes doit prendre en considération leurs inclinations, leurs capacités, leurs compétences et leurs limites. Un second regard doit se tourner vers les réalités, les objectifs et les moyens de les mettre en œuvre.

Si une direction ne vise que l'objectif, les collaborateurs des deux sexes se replieront tôt ou tard sur eux-mêmes. Plus la poursuite des objectifs et l'orientation générale apparaissent au premier plan, plus il faut respecter les individus. La motivation individuelle et le climat relationnel sont des sources d'énergie contribuant à l'efficacité du travail.

Parfois, il arrive que des personnes chargées de la direction peinent à exercer une quelconque autorité. Par souci de ne pas passer pour autoritaires, elles s'abstiennent de toute impulsion, orientation ou coordination ; elles demeurent ainsi dans le flou et évitent toute transparence. Leur attitude manquant de fermeté, source de confusion, est très pénible pour leurs collaborateurs et entraîne des conflits ; à l'extrême, elle peut rendre malade. L'idée de bien des associés de devenir alors leur propre chef s'avère rapidement illusoire et provoque une frustration et un mécontentement inutiles.

Nous le savons, une direction qui se caractérise par son sens du travail en équipe et dont le souci est de rassembler, contribue à l'identification de la mission générale. Ses aspects distinctifs sont : la poursuite exigeante de l'objectif sous l'angle précis de la prise en considération. On fait appel à l'initiative et à l'engagement des associés. Ils participent à la réalisation de ces objectifs et aux décisions en étant invités à donner leur avis et à intervenir. La conséquence en est que les collaborateurs ainsi engagés recherchent avec enthousiasme à atteindre l'objectif proposé. Le but de l'activité, la mission, devient l'affaire de tous. De ces résultats obtenus grâce à une participation commune, découlent des succès qui tendront à créer un bon climat de travail.

De nos jours, dans beaucoup de diocèses et de communautés religieuses, on tente d'appliquer ce style de direction à toute entreprise. Cependant, on constate qu'en certains endroits règne une communication unilatérale donc peu féconde. On se heurte au manque de collaboration, à une faible attention à l'égard des personnes, et les dysfonctionnements de la communication sont à l'ordre du jour.

Sur ce sujet des difficultés de communication, L. Mödl écrit, à l'occasion de l'assemblée des prêtres du diocèse de Würzburg, organisée sur le thème du « Clergé sous haute pression » :

« Le rapport de l'autorité au clergé souffre d'une réalité que l'on observe en général chez ceux qui occupent des positions dominantes. Les contacts interpersonnels ne parviennent pas à être entretenus et la communication ne se fait que sous la forme de la transmission. Ainsi, on érige au niveau objectif ce qui devrait être traité sur le plan relationnel. Mais cela peut devenir dangereux dans le rapport direction diocésaine et prêtres. Car bien des éléments qui paraissent revêtir l'aspect de consignes reçoivent une dimension pastorale et apparaissent avant tout comme le véhicule d'une approbation ou de la critique. Comme, en outre, la transmission commune de la foi s'en trouve affectée, cette situation est dangereuse, car elle réclame toujours une relation individuelle.

L'autorité ecclésiastique, du pape aux conférences épiscopales et à chacun des évêques, accumule communiqué sur communiqué – le contact se fait donc sous la forme d'une transmission. Mais qui lit ces communiqués ? J'ai demandé à plusieurs prêtres : "Quelles ont été tes lectures ces deux dernières années ?" La plupart répondent en posant une question : "Pourquoi aurais-je dû lire tous ces documents ? Que peuvent-ils bien contenir qui me soit d'une quelconque utilité ? S'il y avait en fait quelque chose de neuf, je pourrais l'apprendre par la presse." Un confrère me fit remarquer : "Ces documents sont comme les belles chaussures. Mais la plupart ont une trop grande pointure. Si on les mettait, on glisserait. Elles causeraient même des ampoules !" »

Les grands discours, même de nature théologique, ne prennent plus en compte la situation concrète à la base. Ils peuvent bien donner des indications fondamentales, mais, la plupart du temps, ils sont peu utiles dans les cas individuels… En outre, nombre de documents officiels sont rédigés dans une langue évoquant une information purement interne. Elle a perdu son caractère pratique. Voilà qui explique le fait que la plupart des prêtres cessent de lire ce genre de documents. Le risque, c'est que cette phrase récemment entendue : « Le pape et les évêques écrivent ce qu'ils veulent ; les curés et les gens font ce qu'ils veulent » devienne une réalité.

Au cours de cette assemblée du clergé, le professeur Mödl a traité de la question relative à la pratique de direction des collaborateurs et à l'attention au personnel. Il en arrive à cette conclusion :

> « Sur ce point, cela ne va pas fort. Nous devons nous inspirer du management moderne. Nous n'avons pas pris conscience du fait que nous sommes très en deçà des possibilités qui existent aujourd'hui. Entre-temps, toutes les directions d'entreprise se sont convaincues de ceci : plus les collaborateurs sont satisfaits, plus ils travaillent et s'investissent. On obtient cette satisfaction en donnant à son collaborateur le sentiment qu'il est pris au sérieux : "Ma contribution est importante ; mon travail est intégré dans un grand ensemble ; les responsables guident mes actions et accompagnent les démarches partielles de chacun ; l'objectif général est clairement défini ; régulièrement, on se met d'accord sur les objectifs partiels dont l'expression est vérifiable. À tout moment, il m'est possible d'avancer des suggestions et de faire des remarques auprès des autorités compétentes ; celles-ci réagissent immédiatement et examinent ma requête." Toute grande entreprise actuelle a mis sur pied un système de management, dont la tâche consiste à prêter attention au personnel et à l'accompagner. Mais la façon dont nous, nous assurons la gestion du personnel ressemble encore par trop à celle d'avant-guerre. Voici ce que j'observe : dans le domaine de l'organisation technique, les bureaux directoriaux se sont développés considérablement. Mais les services du personnel demeurent trop restreints. La plupart du temps, ce ne sont que des auxiliaires. L'accompagnement et la prise en charge ne sont assurés que par des collaborateurs de différents services – souvent de niveau inférieur. Mais fondamentalement, ce domaine laisse à désirer.
>
> Qui aide un curé à régler les petites démarches qu'occasionne la charge d'une seconde paroisse ? Qui lui téléphone une semaine après pour lui demander : "Est-ce que tu t'en sors ?" Qui se propose de dialoguer avec lui ?... Des rencontres, des entretiens réguliers sur les détails, le contrôle des démarches

individuelles et les aides personnalisées – seuls de tels soutiens peuvent soulager les intéressés qui se sentent surchargés, et les aider à surmonter leur frustration » (*ibid.*, p. 19).

Nous ne pouvons que partiellement souscrire à cette description de la situation, car nous avons constaté qu'entre-temps nombre de diocèses et de communautés religieuses avaient perçu cette nécessité de transformation de la direction et d'une plus grande responsabilisation du personnel. Pourtant beaucoup reste à faire. En maints endroits, il manque un style de communication personnalisé entre, d'une part, les supérieurs ou les autorités et, de l'autre, leurs collaborateurs. On peut citer quelques exemples qui montreront, à partir de cas particuliers, comment une direction du personnel sans professionnalisme peut amener à une crise d'identité professionnelle ou spirituelle, au développement d'une escalade de conflits sur le terrain et à des maladies physiques ou psychologiques.

Abordons brièvement le sujet de cette mission qui incombe aux prêtres et aux religieux. Ce qui est frappant, c'est qu'elle est rarement décrite d'une façon limpide aux intéressés. Cela tient-il à des objectifs imprécis et flous de la part de l'employeur ? Quelles sont les conséquences sur la tâche à accomplir ? En l'absence de consignes claires, on s'en remet à son « maître intérieur » et il s'avère généralement plus strict et plus exigeant, même s'il n'est pas en accord avec son supérieur effectif. Les personnes qui se donnent à fond dans leur travail, doivent apprendre à distinguer les ordres implicites des ordres explicites. Tout ce qu'ils découvrent implicitement comme nécessaire ne doit pas être réalisé concrètement par eux-mêmes. Bien des choses peuvent être déléguées, d'autres renvoyées à leurs supérieurs, d'autres encore ne sont pas réalisables sur-le-champ, même si elles semblent nécessaires. Un entretien régulier avec le collaborateur et une inspection professionnelle pourront permettre aux supérieurs de réadapter la mission selon de nouvelles perspectives, en tenant compte de la situation générale.

Dans cette circonstance, on pourrait vérifier la façon dont les ordres donnés ou reçus se croisent et l'on pourrait élucider la question du remplacement officiel. Ces entrecroisements d'ordres et ces conflits de perspectives indépendants des personnes se manifestent, par exemple, chez les religieux dans cette tension entre le temps de la prière et le temps du travail. Ces deux réalités doivent être fixées en fonction de la personne et de la tâche à remplir. Les prêtres se voient confrontés à une double tâche structurelle : ils doivent être en même temps chefs de service et pasteurs. Ces deux rôles ne sont pas toujours compatibles. En tant que gérants de biens d'églises, ils sont tenus d'obtenir un bon bilan financier. Mais les services pastoraux coûtent de l'argent et rapportent peu. Comme ce sont aussi des ecclésiastiques, leur mission est double : « être dans le monde et affronter le monde ».

En ce qui concerne les remplacements, il nous semble que la mise sur pied d'une réserve de pasteurs disponibles au plan du décanat est d'une urgente nécessité. Dans le monastère également, chacun devrait savoir qui remplace qui, qui est en vacances ou bien malade. Bien des cyclothymies pourraient être prévenues si la direction abordait et clarifiait cette question du remplacement.

Existe-t-il des possibilités de formation permanente adaptées pour les prêtres et les religieux, qui soient susceptibles de les aider à assumer professionnellement et utilement leurs diverses tâches comme la diaconie, la prédication, la célébration liturgique, l'administration et leur rapport avec les instances d'une paroisse, leurs supérieurs et leurs collègues ? Fréquemment, le personnel manque de qualification et d'ouverture. On néglige la subtilité des problèmes. On attend de telle personne, souvent mal préparée, qu'elle clarifie telle situation personnelle. Une formation permanente bien ciblée, l'accompagnement dans la pratique et la supervision réclament du temps et de l'argent. Mais, à moyen terme, cela renforce la qualité des services et la satisfaction professionnelle.

Des prêtres expriment de façon grandissante leur insatisfaction quant au rôle qu'ils ont à remplir. Ils n'ont quand même pas choisi cette profession pour gérer de plus en plus de paroisses et en assurer les offices ! Ils regrettent le manque de contact personnel avec les gens : « Le travail actuel ne me comble plus. Les séances administratives destinées à la rénovation des églises, les devoirs permanents de représentation en toutes circonstances – je ne me suis pas fait prêtre pour cela ! »

Nouwen (1992, p. 131) se demande si le prêtre exerce vraiment une profession et en quoi réside la spécificité de celle-ci :

> « Est-ce que la raison de la frustration de nombreux prêtres ne vient pas du fait qu'ils ont l'impression de savoir un peu de tout, sans être de vrais experts en aucune matière ? Beaucoup ont le sentiment d'être des conseillers amateurs, des éducateurs sociaux amateurs, des psychologues amateurs, des responsables de groupes amateurs et des enseignants amateurs – mais quand et en quoi sont-ils des professionnels ?... La plupart des prêtres, à la fin de leurs études, ont été lancés dans la pastorale. Qui les a accompagnés dans la préparation de leurs homélies et les a aidés à les analyser ? Qui a assuré un examen critique de leurs entretiens pastoraux et avec qui en ont-ils parlé ? Qui leur a appris en liturgie à s'exprimer correctement avec leurs mains, leur voix, leurs yeux ? Qui les a aidés à traduire dans la pratique leurs connaissances et leurs informations, accumulées au cours de plusieurs années d'études théoriques, pour parler de façon utile avec des adolescents perturbés, des étudiants en recherche, un époux qui doute, le père plein d'espoir ou la veuve dépressive ? Qui les a aidés au cours d'une autoévaluation à savoir si

leurs attentes pastorales, leurs souhaits et leurs requêtes étaient réalistes et défendables ? Qui leur a appris à prendre de sages décisions et à traiter de façon sensée leurs possibles échecs ? Qui a analysé avec eux leurs limites et qui leur a appris à traiter correctement des questions délicates de l'autorité, eu égard à leurs supérieurs et également à leurs paroissiens ?... La crise de notre époque relative au sacerdoce semble être en rapport avec le fait que cette vocation pâtit d'un sous-développement professionnel. »

Et qu'en est-il de la reconnaissance du travail accompli ?

« Un professionnel qui travaille bien et déploie ses qualités créatrices reçoit des récompenses. Les gens lui disent à quel point ils apprécient son travail. Ils l'en félicitent, augmentent son salaire et lui offrent une promotion. Par comparaison, bon nombre de prêtres semblent accomplir leur tâche comme s'ils bouchaient des trous, qui étaient ouverts à ce moment-là. Ils ne se retrouvent pas en cette place parce qu'ils possèdent une capacité spécifique, mais... parce que, ma foi, aucun autre prêtre n'était disponible pour ce poste. Le prêtre consciencieux reçoit en silence sa récompense d'en haut. Rares sont les autorités religieuses qui font l'éloge de leurs gens. On attend d'eux qu'ils accomplissent leur travail, sans demander un “merci”... Il est étonnant de voir combien peu de prêtres sont disposés à recevoir un compliment. Une conception déformée de l'obéissance semble leur interdire le désir de recevoir une récompense ou une satisfaction... Quand un prêtre ne trouve aucune joie dans son ministère quotidien et qu'il se contente d'attendre son diplôme des mains de Dieu à la fin de ses jours, sa santé spirituelle s'en ressent tout comme sa tâche première : à savoir ouvrir la voie de la vie et du bonheur à ses semblables. »

Nouwen poursuit : « Il existe une sorte de récompense qui, dans la vie quotidienne du prêtre, disparaît : la récompense qu'il pourrait obtenir dans sa discipline professionnelle qu'est la théologie... Le prêtre se voit chaque jour confronté à des documents humains vivants et, quand il est en mesure de les lire, de les comprendre et de les utiliser comme sources permanentes de sa pensée théologique, il peut sans cesse renouveler son existence, en être surpris, inspiré et y trouver de la créativité » (*ibid.*, p. 135).

Au fond, pour le prêtre, la paroisse s'apparente exactement à un champ de recherche, comme l'hôpital l'est pour le médecin. « Il n'y a pas de problème humain, de conflit relationnel, de bonheur humain, de joie humaine, qui ne puisse conduire à une intelligence profonde de l'action de Dieu auprès des hommes. En conséquence, la vocation requiert de la part du prêtre qu'il demeure de façon permanente en dialogue avec Dieu et qu'il s'en remette à Lui constamment ; qu'il maintienne Dieu vivant en lui, qu'il ne cesse de se transformer et qu'il reste toujours le même, tout comme un autre homme d'ailleurs ! »

L'impression d'être « une bonne à tout faire », sans reconnaissance professionnelle, est souvent présente chez les religieuses, précisément quand elles n'exercent pas de profession socialement reconnue (comme celle des infirmières). Comment peut-on entendre ces religieuses dire : « Au couvent, ce que tu fais est totalement indifférent. » Or, ce n'est pas le cas. Certes, il y a de nombreuses tâches à exécuter. Toute activité a une certaine importance et reçoit, explicitement ou non, une appréciation de la part de la communauté. Des éléments inhibés reçoivent souvent des missions simples (mineures) et on ne doit donc pas s'étonner qu'ils sortent difficilement de leur état dépressif.

La tentative actuelle d'établir une description d'un poste de travail ou d'une activité rend les responsables conscients de la diversité des tâches et des démarches effectuées. Bien des supérieures ont de bonnes raisons de ne pas vouloir connaître la nature des travaux réalisés par telle personne. C'est pourtant cette prise de conscience qui permettrait d'éviter le repli intérieur ou les périodes d'absence dans le cas du service commandé. L'expression d'une reconnaissance explicite est recommandée quand des sessions de formation ou une supervision adaptée sont proposées aux collaborateurs. Or, s'atteler à une nouvelle tâche professionnelle (un nouveau rôle) demande un soutien.

On manque aussi fréquemment d'une coordination adaptée et d'un soutien de départ. Aucun employeur dans le privé ne peut renoncer à tant de savoir-faire, comme c'est parfois le cas dans le domaine ecclésiastique. Des énergies éprouvées s'en vont. Le poste reste inoccupé quelque temps. Un nouvel élément ne bénéficiant d'aucune transmission ciblée des informations ni d'initiation doit tout apprendre depuis le début. C'est une situation épuisante et parfois source de maladie.

Influence du public et des interlocuteurs sur la vie et le comportement de l'homme et de la femme chargés de pastorale

Une religieuse fut active durant plus de quarante ans en tant qu'institutrice. Dans les dernières années, des éléments laïcs durent être embauchés. Faisant partie des trois religieuses en poste, elle assura son ordre que la direction pouvait conserver l'école avec la même orientation congrégative. Elle avait aimé exercer son métier d'institutrice, bien que le contact avec les enfants soit devenu de plus en plus dur avec les années. Mais elle se sentait bien dans l'école. Elle appréciait les discussions sur la culture et l'art et elle éprouvait du plaisir quand, dans le cadre de ses activités, elle avait l'occasion de faire un voyage ou d'aller au théâtre. De telles expériences ont conforté sa joie de vivre.

Une fois à la retraite, elle connut un grand changement. Elle ne fut plus en mesure d'assouvir sa curiosité pour la culture. On attendait d'elle qu'elle assumât avec modestie et humilité, comme ses autres consœurs, le service de la porte. Dans le même temps, les difficultés avec ses sœurs s'accumulèrent, car celles-ci se sentaient traitées par elle comme par une directrice d'école.

Il n'y a là, *a priori*, rien d'extraordinaire. Le champ d'activité, le rôle et le rapport aux élèves marquent la personne et déteignent sur elle, jusque dans sa vie quotidienne et privée. Et, pourtant, il arrive souvent que les supérieurs négligent cette réalité. Pour cette religieuse, son ancienne profession faisait partie de sa réalité sociale. Dès lors que son centre d'intérêt a été écarté, qu'elle s'est retrouvée contrainte de s'exprimer à la porte comme sur un « banc d'école », elle a réagi de façon tantôt dépressive, tantôt agressive, à la manière d'une enseignante.

En pastorale, les religieux ont parfois à faire face, parmi les personnes qu'ils ont en charge chaque jour, à des interlocuteurs qui leur demandent plus que de bons réflexes de défense. Songeons aux malades à domicile et à ceux qui sont dans le deuil, aux mourants et à leurs parents, à ceux qui sont gravement malades dans divers services hospitaliers, où travaillent précisément de nombreuses religieuses. Pensons au travail éducatif de plus en plus exigeant qu'impliquent les jardins d'enfants et les écoles. Pensons à la diversité des tensions et des affrontements dans les paroisses, aux lettres de mécontentement qui ont souvent été écrites à l'occasion de l'instauration du baiser de paix. Prenons conscience de la diversité des attentes – quelquefois contradictoires – auxquelles est soumis un curé. Pensons à la paroisse, où le ministère du prédécesseur est en quelque sorte présenté comme une lourde hypothèque, au point que tout changement est rendu difficile et handicape inutilement la poursuite du travail.

Tant que les hommes resteront des hommes, ils ne pourront pas échapper à l'influence qu'exerce sur eux leur profession.

Nous savons de nos jours qu'il existe quelque chose comme l'infection psychologique. Quand une personne approche des semblables qui sont souffrants, ou des gens dans une situation douloureuse, cela l'atteint elle aussi. Elle est marquée par la rencontre, le sujet et l'ambiance et en est affectée, consciemment ou non. Le contact laisse des traces, que nous le voulions ou non. Pour se maintenir en bonne santé, une personne ne peut pas en permanence partager la vie d'autres personnes anxiogènes, sources probables de sentiments morbides, ou vivre dans un cadre malsain. Aussi se pose la question suivante : jusqu'à quel point m'influencent personnellement les gens dont j'ai la charge professionnelle ? À quel point marquent-ils ma pensée, mes sens, mes idées, ma prière, mon langage, etc. ? Et quelles rencontres, dans le cadre de ma profession, finissent par m'affecter plus que je ne me l'avoue ? Quelle est l'expérience que j'en retire ?

Qu'est-ce qui rend malades les personnes en pastorale et au monastère ? Qu'est-ce qui les guérit ? Telle a été notre question depuis le début.

Après une analyse minutieuse, force nous est de constater que bien des influences sont à l'œuvre : l'ensemble des conditions sociales et ecclésiastiques, les objectifs de l'institution, la philosophie, consciente ou non, qui soustend cette institution ; sont à l'œuvre également les personnes individuelles avec leur histoire particulière et leur vocation, leurs propres objectifs et leurs motivations, leurs aspirations de nature biologique, psychologique et spirituelle, y compris leurs désirs intimes.

Face à ces individus, on trouve les employeurs (supérieur, doyen, chef du personnel). C'est d'eux qu'ils sont en droit d'attendre des perspectives, une prise en considération de leur situation personnelle, la clarté de la communication, le sens de l'organisation et le souci des personnes.

La spécificité de la tâche, en tant que somme des attentes d'une personne, doit être définie avec précision. En cas de conflits ou d'ordres contradictoires, il y a nécessité de prendre des décisions (de la part de l'employeur et des personnes).

De ces zones d'influences que nous venons d'indiquer peuvent découler des causes de morbidité ou, au contraire, des facteurs de stimulation au travail. Tout le système souffre de conditions défavorables. Quand un élément est affaibli, cela entraîne des répercussions sur les autres. L'expression relative à la théorie des ensembles, « Quand une feuille tremble, c'est l'arbre tout entier qui s'agite », doit être prise au sérieux. Il ne s'agit pas d'entériner la cause et la faute. Mais de rechercher ce qui peut être fait pour que la personne puisse poursuivre son chemin dans de bonnes conditions : au couvent comme en pastorale. Tous les intéressés sont invités à reconsidérer leur participation et leur responsabilité. La question se pose aux supérieurs et aux chefs du personnel en ces termes : « Quelle est ma part de responsabilité dans le maintien en bonne santé de mes consœurs ou de mes confrères ? En quoi suis-je la cause de leur malaise ? »

Bibliographie

Karl Frielingsdorf, *Vom Überleben zum Leben*, Mayence, 1989.
Id., *Dämonische Gottesbilder*, Mayence, 1992.

Willi Hoffsümmer, *255 Kurzgeschichten für Gottesdienst, Schule und Gruppe*, Mayence, 1981.
Henri J.M. Nouwen, *Sehnsucht nach lebendiger Beziehung*, Fribourg, 1992.
Ludwig Mödl, *Seelsorger unter Hochspannung*, Service de pastorale, Würzburg, 1996.
Wolfgang Schmidbauer, *Helden als Beruf*, Reinbek bei Hamburg, 1983.
H. Schultz-Hencke, *Der gehemmte Mensch*, Stuttgart, 1947.
(À part quelques ouvrages de Nouwen autres que celui qui est signalé ici, nous n'avons trouvé aucune traduction en français, NdT.)

La blessure qui me taraude et la blessure comme chance

Anselm Grün

Chacun et chacune de nous a pu être blessé durant sa vie ou bien, comme l'écrit John Bradshaw : « Chacun de nous porte en lui un enfant intérieur blessé [1]. » Nous avons, dans l'histoire de nos propres blessures, assumé la responsabilité d'autrui. Et nous rencontrons des personnes qui traînent avec elles l'histoire de leurs blessures et, bien souvent, projettent sur nous leurs propres blessures. Ce qui a pour conséquence de réactiver à chaque fois les nôtres. Nous croyons bien faire et pourtant nous devenons la cible de leurs projections, face auxquelles nous sommes impuissants. Cependant, ces blessures que nous avons subies peuvent représenter une chance pour notre propre épanouissement et favoriser une rencontre authentique avec Dieu. C'est bien ce qu'illustrent, par exemple, la figure de Jacob, qui, bien que blessé et boiteux (et précisément aussi pour cette raison), est devenu l'ancêtre d'Israël, ou la figure de Jésus qui, selon

1. Toutes les citations de ce chapitre sont extraites de John Bradshaw, *Retrouver l'enfant en soi. Partez à la découverte de votre enfant intérieur*, Éditions Le jour, Montréal, 1992, 376 p. (traduit de l'anglais).

saint Jean, est devenu sur la croix la source du salut pour le monde entier.

Les blessures de la vie

Laissez-moi commencer par vous donner quelques exemples de blessures auxquelles je ne cesse d'être confronté au cours de l'accompagnement. Prenons d'abord la blessure qui provient du père. Bon nombre de retraitants de ce foyer de récollection ont perdu très tôt leur père, ne l'ont pas connu du tout, ou ont eu un père qui n'a pas été vraiment présent et s'est dérobé à sa responsabilité. En règle générale, le père représente celui qui consolide votre colonne vertébrale et vous donne le courage de vivre, en vous inspirant confiance pour oser et prendre des initiatives. Celui qui est privé de cette expérience a souvent besoin d'un succédané de colonne vertébrale. Cela peut être l'idéologie, des normes rigides derrière lesquelles il se réfugie. Et il se trouve souvent habité par la méfiance. Il rencontre des problèmes d'autorité. Il manifeste sa méfiance à l'égard de toute autre expérience paternelle. De telles personnes ont ainsi beaucoup de peine à placer leur confiance en Dieu. Une méfiance profonde les envahit, à tel point qu'ils ne croient pas que Dieu leur a accordé l'existence ; ils pensent que Dieu les abandonne, qu'Il les punit dès qu'ils ne font pas ce qu'Il désire. Il arrive souvent que de telles personnes, qui ont été privées de père, s'appuient très fort sur leurs accompagnateurs, prêtres ou médecins, cherchant en eux le père qui leur a fait défaut.

Tout aussi fréquente est la blessure qui provient de la mère. C'est la mère qui apporte à son enfant la paix et l'amour inconditionnel, lui transmettant par là la confiance fondamentale dans la vie. Une mère par trop préoccupée d'elle-même sera incapable de donner la paix. Et celui qui ne ressentira pas cet amour inconditionnel et qui ne pourra pas s'appuyer sur l'amour de ses parents souffrira souvent de troubles narcissiques. Il sera insatiable dans sa quête d'amour, de considération et d'affection. De telles personnes sont souvent une charge pour leurs supérieurs, car elles leur demandent de les assister et ont besoin de s'assurer en permanence qu'ils les aiment eux aussi. Nul n'est en mesure de combler leur manque d'amour. Dans leurs relations, ces personnes rencontrent toujours des déceptions. Souvent elles sont avides de rencontres, avides d'alcool et de reconnaissance. Elles ont besoin d'une admiration constante de la part du public. Si, en tant que supérieurs, nous souffrons de cette blessure causée par la mère, souvent nous utiliserons les autres pour satisfaire nos besoins narcissiques.

Chez les femmes, cette blessure d'origine maternelle provient souvent d'un abus de confidences de la part de la mère. La mère dépressive s'est servie de sa fille pour pleurer dans son giron. Elle lui a raconté ses problèmes avec son mari, ce qui l'a accablée. Ainsi sa fille n'a-t-elle jamais pu être vraiment un enfant. Elle n'a pas eu le droit de vivre pour elle-même, mais, au contraire, a toujours existé pour autrui. Assez souvent de telles personnes ne peuvent rien s'accorder. Elles ne peuvent s'affirmer elles-mêmes que dans le dévouement pour autrui. Des mères soumettent parfois leur fils à un chantage affectif implicite, l'obligeant à combler toutes leurs attentes pour recevoir l'affection maternelle en retour. Il arrive souvent que l'entrée au couvent ou au grand séminaire prenne le caractère d'une fuite loin de la mère, de ses attentes excessives. Mais, quand la blessure maternelle n'a pas été cicatrisée, on se cherche une nouvelle mère. On fuit d'une mère à une autre. Et l'Église devient une mère adoptive, qui vous récupère tout autant qu'elle vous accable de ses attentes. J'ai accompagné un prêtre dont la situation a empiré quand il est arrivé dans sa paroisse, parce qu'il s'est vu exposé à une surenchère d'attentes... Les mêmes que celles que sa mère plaçait en lui. Et de telles attentes avaient en même temps partie liée avec l'éducation rigide que sa mère lui avait donnée, dont la diabolisation de la sexualité était une des manifestations. La paroisse remplissait maintenant la fonction de sa mère. Il lui a donc fallu commencer par se libérer de sa mère pour pouvoir être prêtre en toute liberté dans sa paroisse.

Des enfants sont blessés quand ils sont contraints d'assumer trop précocement des responsabilités. Une religieuse m'a raconté qu'en sa qualité d'aînée elle avait dû faire la cuisine dès l'âge de 7 ans pour toute sa famille. Elle n'est jamais parvenue à donner satisfaction à sa mère. En tant qu'auxiliaire paroissiale aujourd'hui, elle ne peut toujours pas donner satisfaction ; il y a toujours des gens qui pensent qu'elle devrait en faire davantage. Et elle ne peut se détacher de tels jugements. Une autre religieuse a dû, alors qu'elle était encore enfant, assurer en permanence la garde de son père malade. Il lui a toujours fallu s'adapter. Aussi le couvent ne lui a-t-il posé aucune difficulté au début. Mais, un beau jour, ce mécanisme d'adaptation permanente s'est transformé en camisole de force trop étroite dont il lui a fallu se libérer. De telles personnes ont le sentiment d'avoir été flouées dans leur enfance.

L'abus physique ou psychologique provoque une blessure de profanation. L'enfant soumis à un père brutal, imprévisible et colérique, dont il faut constamment craindre les coups n'a plus qu'à se replier totalement sur lui-même, pour pouvoir tout simplement survivre. C'est aussi le cas de l'enfant que sa mère utilise pour son propre compte, à ses propres fins en désignant le père comme le type même du mal, parce qu'il va au café et qu'il se fait admirer par d'autres femmes. Ou c'est encore le cas de l'enfant violé par le père ou des proches, malheureusement ce que subissent des religieuses plus souvent qu'on ne le croit. Pour assumer la blessure du viol, une thérapie s'impose. Et, bien souvent, il faut traverser une vallée de larmes avant de pouvoir surmonter la blessure. Mais, avant d'en arriver au viol, il existe toute une série d'abus. Chaque fois qu'un enfant est utilisé à des fins personnelles, il est victime d'un abus. Ces deux sortes de blessures, la blessure causée par la violence physique, humiliante et dévalorisante, et la blessure de ceux qui ont été victimes d'abus, persistent à faire sentir leurs effets. Selon John Bradshaw, les blessures qu'on refuse de prendre en considération et d'assumer nous acculent à blesser autrui ou nous-mêmes. Souvent je constate que des hommes et des femmes cherchent à revivre les situations qui les ont blessés quand ils étaient enfants. Ils sont en quête d'un supérieur ou d'une supérieure capable de les blesser de la même manière que leur père ou leur mère. Un conjoint, un ami ou un collaborateur peuvent aussi faire l'affaire, et se retrouver en situation d'occuper la place du père, du maître ou du curé. Mais ils ne se rendent pas du tout compte qu'ils provoquent eux-mêmes cette situation. Rappelons-nous saint Jean Chrysostome, qui a consacré tout un sermon à ce sujet : « Tu ne peux être blessé si tu ne te blesses pas toi-même. » En effet, c'est nous-mêmes qui ne cessons de nous blesser quand nous refusons de regarder en face les blessures de notre enfance. Quand, même inconsciemment, nous recherchons des situations où les blessures ne font que se rouvrir. Je connais une femme qui a rencontré un homme de quinze ans son aîné, lequel la blesse et la dévalorise exactement comme l'a fait son père. Mais il lui est tout à fait impossible de s'en détacher. Elle doit commencer par regarder en face cette blessure d'origine paternelle, pour ensuite être capable de se libérer de son ami.

Les enfants soumis à cette blessure de la dévalorisation ne sont pas rares. Ils s'entendent constamment dire : « Tu ne sais rien. Tu ne vaux rien. Tu es un lambin. Tu es pire que les autres gamins. Tu es une charge. Sans toi, j'aurais une vie tellement plus belle. Ah ! si seulement tu n'étais pas né ! » Tous ces reproches sont intériorisés et forment ce qu'on appelle le « script de la vie ». Et tout au long de leur existence, ces enfants se répètent : « Je suis un raté. Tout va mal dans ma vie ! À vrai dire, je ne devrais pas vivre ! » Quand on a un tel scénario de vie, il n'est pas facile de vivre.

Si, au moindre problème qui survient, on est confronté au souvenir obsessionnel de tels propos, ou sera incapable de développer un vrai sentiment d'estime de soi. On ne se prendra pas au sérieux. Et l'on ne se sentira pas pris au sérieux par les autres. On aura toujours l'impression que les autres ne nous estiment pas, qu'ils nous méprisent et nous négligent plutôt. Une femme me disait qu'elle se sentait constamment surveillée par son mari. À son retour à la maison, quand il s'inquiétait de sa santé et de ses activités, elle ressentait toutes ses questions comme un contrôle. Or, en réalité, son mari ne faisait que manifester de l'intérêt pour elle. Bien des malentendus dans nos relations proviennent de telles projections. À partir du moment où une personne se dénigre et se sent mal-aimée, elle ressent immédiatement toute question comme émanant d'une volonté de contrôle. Et si, en tant que supérieurs, nous manquons de confiance en nous, nous nous sentons toujours dépréciés et mésestimés. C'est ainsi que nous nous croyons obligés de revendiquer notre autorité, de peur qu'elle soit sapée.

Quand des parents n'ont pas permis à un enfant de développer beaucoup de confiance en lui, il arrive souvent que celui-ci veuille tout contrôler. Il s'oblige à être toujours sur ses gardes pour éviter d'être surpris ou blessé. Une telle vigilance peut être à l'origine de maladies. Dans certains couvents, des frères ou des sœurs fouillent dans les corbeilles à papier et dans les poubelles pour ne pas faire de gâchis. Que l'on veuille éviter tout gaspillage est une belle et bonne chose. Mais cette bonne intention se transforme en instrument de pouvoir pour tenir tout le couvent en échec. Il existe aussi des personnes qui se tuent au travail dans le seul but de tout contrôler. Incapables de déléguer, elles font tout par elles-mêmes et voudraient absolument tout gérer. Ces troubles conduisent non seulement à une volonté de contrôle absolu, mais encore à un comportement crédule qui incline à s'attacher naïvement aux autres, en allant jusqu'à les surestimer totalement.

Une autre blessure peut se former quand on a l'impression que nos sentiments ne sont pas vraiment pris en considération. Enfants, nous avons dû les réprimer. Enfants, nous avons dû, en effet, refouler notre détresse et notre peur, perçues comme inacceptables de la part de nos parents. Bien souvent, quand nos sentiments ne peuvent s'exprimer, nous les mettons en acte. Bradshaw rapporte le cas d'une femme qui avait appris, alors qu'elle était enfant, que sa mère subissait de mauvais traitements de la part de son père. En fait, l'enfant qu'elle était ne pouvait pas exprimer sa détresse. Elle l'a extériorisée en devenant conseillère conjugale et en se spécialisant dans la défense des femmes battues. Mais, de son côté, elle continuait de s'exposer à des relations violentes avec des hommes. Elle se préoccupait d'autrui, mais personne ne se souciait d'elle. J'ai accompagné une religieuse qui, dès son enfance, a été contrainte de prendre soin de sa mère malade. Elle devint infirmière. Non par pur idéalisme, mais pour mettre en acte sa blessure d'enfance. C'est ce que les Américains appellent l'*acting out*, qui fait pendant à une autre réponse, assez fréquente, aux blessures de l'enfance, l'*acting in* : les gens se retournent contre eux-mêmes, s'autopunissent. Beaucoup agissent ainsi quand ils ne se pensent pas conformes aux images idéales intériorisées de leurs parents. Ils s'injurient avec les mêmes mots que ceux qu'utilisaient leurs parents. Quiconque n'a pas développé un réel sentiment d'estime de soi n'a aucun sens de ses limites. Et il est tiraillé entre la peur d'être abandonné à lui-même et la peur d'être englouti. Nous avons souvent pu observer cette double peur chez des religieuses et des prêtres. Voilà un prêtre qui est attaché à une femme qui le blesse. Mais, par peur d'être abandonné, il s'accroche à cette relation qui lui est fatale. D'autres s'isolent et se replient totalement, par crainte qu'on les approche de trop près et qu'on franchisse les frontières de leur intimité. Certes, un sens clair de son propre moi est nécessaire pour garder sa santé psychologique. Mais celui qui, dans son enfance, n'est pas parvenu à sentir ses limites propres aura du mal à faire la distinction entre lui-même et les autres. Il lui sera difficile de dire non et de savoir ce qu'il veut. Et, bien souvent, il lui arrivera de franchir les frontières des autres.

Bien d'autres phénomènes – tout aussi liés à un manque d'attention aux enfants – peuvent être à l'origine de blessures subies durant l'enfance. Nous songeons d'abord à la pensée magique et à la foi dans le merveilleux, qui peuvent produire plusieurs types de comportement : par exemple, la confiance illimitée dans le changement (pour un religieux, le fait de penser que, si un autre supérieur est désigné, tout ira parfaitement bien). Cela peut se traduire par le refus du rangement, par la rébellion, l'entêtement ou l'obstination, ou, à l'inverse, par une rigidité crispée, une docilité exagérée et une obéissance obséquieuse. On peut relever des troubles dans la façon de penser d'une personne, quand, par exemple, elle se met à généraliser pour ne pas s'attarder sur ses propres sentiments. Le pessimisme exagéré est révélateur de cette attitude : on ne voit systématiquement que l'aspect négatif des choses et on se représente la fin apocalyptique du monde sous toutes les couleurs. De tels élans d'imagination sont fréquents dans les couvents. Ils proviennent d'un refoulement des sentiments réels.

Selon Bradshaw, la pire des blessures est la blessure spirituelle. Il entend par là celle d'un enfant qui n'a pas été accepté dans son unicité et sa singularité. Tout enfant est unique et précieux. Il est une image de Dieu et un don divin. Dans l'Ancien Testament, Dieu s'est manifesté comme le « Je suis celui qui est ». Et Bradshaw croit que « ce sentiment du Je suis est le fondement de notre essence divine ». Quand un enfant n'est pas accepté pour lui-même et que ses parents mutilent son identité en lui imposant une autre image de lui-même, une blessure spirituelle se produit. « La blessure spirituelle est plus que toute autre responsable du fait que nous puissions devenir des adultes honteux sans autonomie. L'histoire de la décrépitude de tout homme et de toute femme provient de ce qu'un enfant merveilleux, digne, particulier et précieux a perdu son sentiment du Je suis. »

Nous nous sommes contentés d'indiquer quelques blessures fréquentes chez l'individu : nous les avons constatées en nous, nous les avons rencontrées chez des personnes, et nous en avons assumé la responsabilité. La question se pose maintenant de savoir comment traiter ces blessures. Beaucoup pensent que la thérapie consisterait à les guérir complètement, c'est-à-dire à les débarrasser à jamais de ces blessures. En fait, c'est une image idéale de la thérapie et, comme telle, elle ne correspond pas à la réalité. En vérité, il faudrait transformer la vision que nous avons de ces blessures pour pouvoir les traiter autrement. Et d'abord, ne plus être déterminé par elles, mais en faire une chance, une occasion de vivre davantage en être humain et d'être plus disponible pour Dieu.

La blessure perçue comme une chance

Bon nombre de prêtres et de religieux ont l'espoir que leurs prières suffisent à guérir leurs blessures. Ils n'auraient qu'à se tourner suffisamment vers la spiritualité pour ne plus avoir à s'occuper des blessures de leur enfance. Ils critiquent la psychologie qui, selon eux, vient fouiller leur enfance. À leurs yeux, c'est un grand dommage. Ce refus de la psychologie masque souvent la peur de la vérité. S'ils la regardaient en face, c'est leur structure spirituelle qui pourrait s'effondrer, et leur vocation s'avérer bien peu authentique. Mais seule la vérité rend libre, nous dit Jésus. La thérapie n'est pas un succédané de la vie spirituelle, elle vise à la féconder et à la conduire vers la vérité, pour nous permettre de rencontrer Dieu et non pas une projection de nos peurs. Déjà Évagre le Pontique disait : « Si tu veux connaître Dieu, commence par te connaître toi-même ! » C'est qu'il n'y a pas de réelle rencontre de Dieu sans vraie connaissance de soi. Tout autre cheminement serait un enjambement spirituel, comme disent les Américains, un raccourci spirituel. On voudrait échapper à nos blessures, en allant directement à Dieu. Mais les chemins vers Dieu passent par ces blessures et il serait néfaste de vouloir les esquiver. Dans la vie spirituelle, on peut aussi esquiver sa propre vérité, en s'adonnant justement complètement à cette vie, en accomplissant des exercices spirituels les uns après les autres, mais, ce faisant, on ne laisse aucune chance à Dieu de nous révéler notre vérité en touchant notre cœur blessé.

Au cours d'une thérapie ou d'un accompagnement spirituel, l'intéressé doit prendre en considération les blessures de son enfance, mais sans céder au désir forcené de toutes les assumer ou d'en guérir. L'objectif est de se réconcilier avec elles. Dans le mot allemand qui signifie « se réconcilier », il y a aussi l'idée de « donner des baisers ». Plutôt que d'oublier nos blessures, il faut les regarder avec affection et les embrasser tendrement. Bradshaw pense que chacun devrait assumer la responsabilité de l'enfant blessé qui est en lui et en prendre soin. Au préalable, il faut entreprendre le deuil de ses aspirations refoulées et réprimées. C'est à cette condition que l'on pourra entrer en contact avec l'enfant divin, avec cette image intacte que Dieu s'est faite de nous. Cette réconciliation avec notre enfant blessé n'est pas simple. Souvent cela requiert du temps, le temps de se réconcilier avec ses propres blessures, le temps de les accepter et de les reconnaître comme partie intégrante de l'histoire de notre vie. Mais c'est seulement quand on y parvient, que le contact s'établit avec les racines, positives, de notre passé.

Dans l'accompagnement, j'ai souvent vu des personnes magnifier leur enfance, pour nier le fait qu'elles avaient été blessées et banaliser ainsi leurs blessures. Mais c'est seulement quand elles trouvent le courage de laisser sourdre la souffrance de leur enfance que leur vie peut être sauvée. C'est seulement quand je m'autorise à ressentir les blessures infligées par mon père, que je suis à même d'en découvrir les racines positives, dont je puis me nourrir. De la même façon, quand je reconnais la nature manipulatrice de ma mère, je peux savourer avec gratitude combien elle m'a en même temps donné sa confiance. Toute faiblesse contient sa force et vice versa. C'est ce qu'illustre le récit de la Syrophénicienne, une des quatre histoires de rencontres rapportées par la Bible. Une fille est possédée par le démon, parce que sa mère la materne. Jésus déstabilise cette femme qui pense qu'elle est en mesure d'obtenir tout ce qu'elle veut, qu'elle peut faire danser tout un chacun sur un coup de sifflet. Il déjoue son attente. Ramenée dans ses limites, elle sait faire preuve d'une véritable grandeur. Elle donne raison à Jésus, ce qui la conduit à guérir sa fille.

La guérison de notre enfance ne passe pas par une description en noir et blanc, mais par la considération des deux aspects du comportement de nos parents, leur bonne volonté, leur énergie nourricière, d'une part, et, de l'autre, leurs pulsions manipulatrices et destructrices. C'est ainsi seulement que je puis me réconcilier et dire dans ma prière : « Tout est bien comme ça ! Il faut qu'il en soit ainsi ! Dieu a tendu sa main vers moi. Mon histoire a un sens profond. Et je puis peut-être alors découvrir mon charisme. » Chacun de nous prononce une parole unique, parole que Dieu formule en chaque être humain. Mais la nature de cette parole, je ne puis la détecter qu'en reconsidérant l'histoire de ma vie. Ainsi j'éprouve ce qu'est ma vocation personnelle la plus intime et de quelle façon mon histoire peut devenir féconde pour moi et pour autrui.

J'ai vécu une expérience d'une grande importance, un jour que j'étais en congés et m'étais assis au bord d'un étang isolé : je souffrais depuis longtemps d'un manque de tendresse. Tout à coup, je me suis dit : « Il est bon que je n'aie pu me repaître de tendresse. Car cela maintient vif mon désir. Cela me pousse vers Dieu. C'est ce que me montre ma vocation, à savoir de mettre ma confiance dans mon désir et d'orienter celui-ci vers autrui : c'est le désir de l'amour absolu et de la paix, le désir de Dieu. »

C'est lorsque j'affronte mes blessures que j'entre en contact avec mon être véritable. Henri Nouwen confirme :

quand nous sommes vulnérables, nous sommes ouverts à la vérité. Les masques que nous avons posés sur notre visage tombent. Nous découvrons le véritable trésor qui se trouve en nous : à savoir l'image unique que Dieu s'est faite de chacun de nous. Selon Hildegarde de Bingen, la question fondamentale de toute existence humaine est de pouvoir transformer ces blessures en perles. Si je découvre la perle, je cesserai de souffrir de ma blessure, car elle deviendra précieuse, et je la conserverai comme un trésor, bref comme quelque chose qui me mettra en contact avec l'image divine qui est en moi. Thomas d'Aquin pense que chacun de nous est une expression unique de Dieu et que le monde serait plus pauvre si chacun refusait d'exprimer Dieu à sa manière. Il existe quelque chose de divin que je suis seul à pouvoir exprimer et que je suis seul à pouvoir faire découvrir à autrui. Là où je suis blessé se trouve aussi le trésor qui est en moi, la perle, qui m'évoque cette image unique de Dieu.

Les blessures me gardent vivant. Elles m'empêchent de me retrancher derrière mon masque. Ces blessures m'associent au sort de mon prochain et me rendent sensible à ses détresses. Elles m'apprennent la miséricorde envers moi-même et envers autrui. Je me garderai de dévoiler sans pitié les blessures des autres, mais envers eux j'agirai avec mansuétude et prudence, tout comme envers moi-même. Les Grecs connaissaient déjà cette vertu de la blessure : ils disaient que seul le médecin blessé est à même de guérir. Saint Jean décrit Jésus sous la forme d'un médecin blessé, suspendu à la croix, comme le serpent élevé sur le bois. Les Grecs représentaient leur dieu guérisseur, Esculape, par un serpent pendu à une longue perche. Jésus sur la croix porte la blessure mortelle en lui. Or c'est précisément de cette blessure que coulent du sang et de l'eau, l'Esprit divin, saint et guérisseur, qui se répand sur le monde entier. De façon analogue, mes blessures peuvent devenir des sources de vie. En tant que blessé qui s'est réconcilié avec ses blessures, je cesserai de les projeter sur mes semblables ; j'aurai en revanche un sens aigu de leurs détresses et de leurs problèmes, de leurs peurs et de leurs craintes. Je pourrai agir envers eux avec bonté, conscient que rien de ce qui est humain ne m'est étranger. Mon cœur sera ouvert au pauvre, au blessé, à l'orphelin, au misérable. J'éviterai de juger et d'évaluer, mais prendrai en compte la réalité. Pour Benoît, le supérieur est justement le médecin des âmes. Mais il ne peut être tel qu'à la condition d'avoir pris lui-même la mesure de ses propres blessures.

La blessure ne se contente pas de m'ouvrir à ma propre vérité et aux personnes de mon entourage : elle m'ouvre à Dieu. Jésus s'est justement adressé aux hommes blessés, car il savait qu'ils étaient ouverts à la Bonne Nouvelle de la miséricorde de Dieu. Ce ne sont pas les bien portants qui ont besoin du médecin, mais les malades. Les blessés pressentent qu'ils ne peuvent pas eux-mêmes se guérir et qu'ils sont acculés à s'en remettre à la grâce de Dieu. Ils sont ouverts à Dieu en tant que véritable médecin des âmes. Jésus déclare bienheureux les pauvres et ceux qui pleurent, les blessés et les accablés. Et il montre dans la parabole du festin des noces que ceux qui réussissent sont justement ceux-là qui s'excusent, alors que les estropiés et les paralysés acceptent l'invitation. Là où je suis blessé, je suis disponible pour le festin des noces et l'union avec Dieu. L'expérience de sa propre impuissance et de sa propre blessure est manifestement le préalable à une véritable expérience de Dieu. Mais alors je ne confonds pas Dieu avec mon propre succès, avec ma propre image idéale, j'expérimente en vérité le Dieu de mon salut, le Dieu qui me rend sain et sauf, moi qui étais tiraillé et blessé.

Pour Jacob, sa blessure à la hanche reste le souvenir de

sa rencontre avec Dieu. Paul a demandé au Seigneur d'être libéré de sa blessure, qu'il trouvait humiliante. Mais le Christ lui a répondu : « Ma grâce te suffit. La force se déploie dans la faiblesse » (2 Co 12,9). Sa blessure lui a rappelé que tout était grâce et qu'il vivait par pure grâce et non en raison de ses efforts personnels. Nous voudrions bien être transparent à Dieu dans notre force. Mais le mystère de sa grâce réside en ce qu'Il peut accomplir son œuvre de salut à travers nos blessures, à travers nos points sensibles. Avant tout, il nous faut donc regarder en face nos blessures et nous réconcilier avec elles. Nous sommes parfois contrariés par le fait de devoir, en tant que supérieurs religieux, supporter nos propres blessures sans pouvoir empêcher autrui de les découvrir. Mais l'important n'est pas d'être des responsables parfaits, mais bien d'être transparents à la miséricorde et à l'amour de Dieu. Et précisément, ces blessures, que nous sommes dans l'incapacité de masquer, nous poussent, dans notre impuissance, à nous mettre à la disposition de Dieu, afin que par nous Il daigne agir et que par nos blessures il daigne guérir les blessures de ceux qui nous sont confiés.

Le corps, chemin d'expérience et de connaissance de Dieu

Père Meinrad Dufner, OSB

Une approche méditative

I

Sur ces questions, seul peut savoir
celui qui en a acquis l'expérience.
Je n'ai pas un corps, je suis mon corps.
C'est une grande offense – une offense durable – de ne pouvoir l'assumer par la faute de mes jambes, ou de mes oreilles, ou de quelque partie que ce soit de mon corps.
« Me voilà beau ! »
C'est une affirmation tout aussi évidente qu'irritante.
Mon corps est la mémoire de toutes mes expériences vécues. En permanence, la parole est chair.

II

Est-ce que j'aime Dieu ? – c'est une interrogation.
Est-ce que je m'aime ? – c'est également
une interrogation.
Comment quelqu'un peut-il dire oui à l'une, s'il dit non à l'autre ?
Non ! J'aime seulement Dieu si je m'aime.

Toute existence humaine est une vie incarnée.
Une vie spirituelle requiert un corps, à travers lequel elle est vécue ; une parole, un sourire, un cœur plein de cordialité.
La foi est une attitude et une démarche, une manière de rire et de regarder.
C'est toujours ainsi : comme je saisis, je suis saisi. Tout dépend de l'attention et du respect.

III

L'abstinence sexuelle est une prière avec mon corps tout entier.
Il faut commencer par clarifier les concepts :
Le **célibat** est la description d'un état, qui concerne tant le célibataire que le moine.
La **chasteté** : les humains ont besoin de la chasteté ; tantôt je la dispense, tantôt je la reçois.
L'**abstinence**. Par décision spirituelle, c'est une façon de vivre sa sexualité.
La **virginitas** est le désir physique qu'une femme a pour un homme, au point qu'elle serait capable de se donner entièrement à lui.
Le sexe oblige la personne humaine à devenir homme ou femme.
Cette unilatéralité est la parabole de toutes les paraboles : la blessure sanglante du désir.
Dans tout désir, seul Dieu fait toujours mal.
L'abstinence comme pratique ascétique n'a pas plus de sens que si quelqu'un voulait vivre avec un seul œil ou sans oreilles.
L'abstinence comme quête de Dieu ne vaut que si elle est conjugale : dans l'abstinence, j'appartiens à mon bien-aimé – Dieu, et je me dilate totalement en lui.
Il faut prier avec son corps.
« Dieu, regarde mon désir, entends le cri de mon désir,

maintiens le feu dans tout mon être ;
Et perçois la vigueur de mon énergie.
Qu'elle brûle en moi, pour toi, qu'elle soit pour moi et pour toi dans le mystère de l'Esprit comme ma chair. »

IV

Il n'est pas simple pour l'homme de vivre.
Il lui faut apprendre la vie.
S'attacher à Dieu corporellement. Ce chemin doit s'apprendre. Dans la pratique : c'est l'ascèse.
La première leçon de cette école de vie,
c'est d'aimer son corps.
La deuxième leçon : aimer avec son corps.
La troisième : aimer sans son corps.
La quatrième : faire de son corps une prière.
La cinquième : n'être que prière.

Pour une « génétique de la santé [1] ». Enrichir la vie des gens en bonne santé

Christoph Jacobs

Perspectives de psychologie pastorale sur l'amélioration de la santé des prêtres et des religieux(ses)

Prologue : le désir de vie en plénitude

« Depuis longtemps, je me sentais insatisfait de voir les psychologues ne s'intéresser presque exclusivement qu'à la maladie. L'aide aux personnes dans le besoin est une tâche louable. Mais son complément me paraissait

1. Nous n'avons pu nous résoudre à traduire directement le terme de « salutogenèse », néologisme par lequel l'auteur allemand, reprenant l'expression d'un autre auteur, tente de qualifier sa réflexion. La double origine, latine et grecque, de ce mot le rend insupportable dans notre langue. Le mot latin *« salus »*, à la fois santé et salut, correspond certes mieux au mot allemand *« Heil »*, ce qui peut justifier un jeu de mots qui serait malvenu en français. Nous parlerons donc de « promotion de la santé », expression immédiatement claire, mais qui a toutefois pour inconvénient d'éliminer la connotation allemande de « salut », notion immédiatement intelligible en théologie et en pastorale.

également important : l'amélioration de la vie des gens en bonne santé. »

Cette formule fort dense, mais à mes yeux très sympathique, est de Martin Seligman, spécialiste reconnu dans le monde sanitaire. Elle marque un *changement de perspective* capital de la psychologie contemporaine. Ce qui intéresse vraiment, le véritable secret du développement de l'homme vivant, c'est la réponse, non pas à la question continuellement ressassée : « qu'est-ce qui rend l'homme malade ? », mais à celle, beaucoup plus provocante : « qu'est-ce qui fait que les gens sont *en bonne santé ?* ».

Le passage d'un point de vue négatif sur la vie humaine à un point de vue positif est à mes yeux une bonne chose, mais il lance un véritable défi à la psychologie pastorale. L'Église aurait tout avantage à s'intéresser à cette aspiration des gens à une « vie en plénitude », cela en théologie aussi bien que dans la pratique chrétienne quotidienne. Se voulant fidèle à l'Évangile de vie, n'est-elle pas par excellence l'avocate-née du vivant ?

Mus par un désir profond « de se réaliser eux-mêmes sous le regard de Dieu » (Hermann Stenger), donc de parvenir à la pleine réalisation de leur propre personne, nos contemporains – parmi lesquels, évidemment, les prêtres et les religieux(ses) – sont amenés à se reposer les questions anciennes et nouvelles de la psychologie : que pouvons-nous faire pour promouvoir et enrichir encore plus le développement personnel des gens d'Église globalement en forme, bien dans leur peau, « sains » au sens le plus complet du terme ?

« Génétique de la santé » : telle est l'expression à laquelle recourent aujourd'hui les sciences de la santé, et en premier lieu la psychologie, guidant leur recherche interdisciplinaire sur la meilleure façon de situer, d'ordonner et d'intégrer leurs idées en matière de progrès sanitaire. À mon avis, cette notion intéresse tout autant la psychologie pastorale. En guise de préalable à une large synthèse du problème, je me propose ici de montrer comment, aussi bien en théorie qu'en pratique, la pastorale peut s'appuyer sur elle pour promouvoir et développer un *modèle d'intégration globale* de la personne et de la communauté.

Il ne s'agit évidemment ni de traiter de ce modèle dans toute son ampleur, ni de prouver qu'on peut théologiquement y reconnaître une idée narrative de la psychologie pastorale ; cela ne peut se faire qu'à partir d'une évaluation des données des sciences de la santé.

Partant d'un point de vue psychologique, j'entends seulement proposer dix réflexions susceptibles de montrer toutes les conséquences du changement de perspective sur la santé comprise comme un tout, et d'inciter à redécouvrir comme une exigence pastorale la promotion de l'épanouissement et de la joie de vivre. Je voudrais illustrer ces remarques avec des exemples tirés de la vie pratique des prêtres et des religieux(ses). Je considère comme aussi important de recourir à d'autres exemples issus de la spiritualité de l'Église et des ordres religieux, exemples sur lesquels s'est déjà penchée la théologie. Bien sûr, j'aimerais les multiplier, et expliciter davantage l'ancrage théologique et spirituel, ce qui m'est impossible ici faute de trace. Je ne demande pas seulement un peu de compréhension pour ces limites dont j'ai bien conscience ; j'appelle aussi le lecteur à entrer pleinement dans mon raisonnement en faisant appel à sa propre pratique et à sa vie spirituelle, et à vérifier et compléter ainsi mon apport.

En ce qui me concerne, les réflexions que j'avance sont le produit, non pas d'une pure théorie, mais d'un contact immédiat avec la vie quotidienne des diocèses et des communautés religieuses. C'est au fil du temps que je les ai mûries, que je leur ai apporté de nouveaux accents, que je les ai poussées à leur terme en les confrontant à la psychologie théorique et en m'appuyant sur des expériences systématiques. Je n'ai eu de cesse de les reformuler jusqu'à ce qu'elles puissent remplir une fonction heuristique à certains moments décisifs de ma propre pratique. On verra que les options et les stratégies que je propose comportent des *nouveautés parfaitement justifiables en psychologie*, dans la mesure où le désir, ou le besoin, s'en fera sentir. Peut-être cela offrira-t-il à certains la chance d'y découvrir l'expression de leur propre expérience et de leurs découvertes, et de trouver ainsi une réponse à leur besoin de changement et à leur recherche de nouvelles possibilités de se réaliser.

Les réflexions qui suivent partent d'une double question :

1. Quel intérêt peuvent présenter les données de la psychologie de la santé pour mieux comprendre comment, dans son développement, l'homme s'oriente vers la santé ou la maladie ?

2. À quoi vaut-il la peine de veiller si l'on veut promouvoir chez les prêtres et les religieux un développement global sain ?

Il vaut la peine de se pencher sur la complexité du vivant. C'est la condition pour bien comprendre la maladie et la santé

Le monde dans lequel nous vivons est un *système* vivant. Cette prise de conscience est ce qui constitue un des changements les plus importants de la pensée du XXe siècle, et elle joue un rôle de plus en plus grand dans la vie quotidienne. La vision cartésienne d'un monde qu'on doit analyser et décomposer pour en avoir l'intelligence ne cesse de battre en retraite. Elle est précisément ce qui rend impossible la saisie des propriétés du vivant. Pour comprendre la complexité de ce vivant, il devient de plus en plus évident qu'il faut penser à l'intérieur des catégories de relations, de réseaux, d'auto-organisation. Si l'on veut vraiment appréhender ce qui est, il faut le situer dans le cadre d'un ensemble plus grand qui en constitue l'horizon.

La nouvelle forme de pensée, la « systémique », cherche à voir dans les propriétés essentielles tant des individus isolés que des systèmes vivants plus larges (par exemple diocèse, communauté religieuse) celles d'un tout dans lequel on ne peut se contenter de voir une simple addition de parties. L'ensemble d'un système n'existe qu'en raison des relations et des échanges entre ses éléments. L'essence d'une symphonie ne se réduit pas à un assemblage de notes. Décomposer une structure en fragments pour pouvoir ensuite les examiner isolément, c'est perdre les propriétés essentielles du système vivant.

Tout nous conduit à penser que la systémique est également indispensable en psychologie et en théologie. Sciences de l'homme vivant et des systèmes sociaux formés d'hommes vivants, ces deux disciplines ont tout à gagner à se déployer sur le fond d'un horizon de compréhension permettant de tenir compte des processus réels du développement humain. En ce qui concerne l'évolution de la personnalité, cette façon de décrire et d'expliquer le comportement suppose, entre autres, les quelques convictions suivantes :

1. La personne et l'univers sont en constante interrelation. Ce qui nous intéresse, ce n'est pas l'une de ces deux données prise isolément, la personne ou l'univers, mais la complexité de leur jeu d'ensemble.

2. L'homme n'est pas un automate, ainsi qu'on le concevait (ouvertement ou de manière camouflée) dans le cadre de la pensée mécaniste classique. Il n'est le produit direct ni de ses gènes, ni de son environnement (donc pas non plus celui de l'éducation de ses parents durant sa tendre enfance). Pour le comprendre, nous avons besoin d'un modèle bâti à partir de données jouant les unes sur les autres.

3. La personne humaine est un organisme actif qui se régule et se construit lui-même. Un organisme qui ne se contente pas de réagir aux stimuli, mais agit en fonction d'un but et s'oriente vers un sens.

4. Au cours de sa vie, l'homme ne cesse de développer et de complexifier des structures simples. Cela lui permet de s'adapter à des conditions de vie changeantes. Ce développement n'est pas continu et lisse, mais comporte des avancées et des reculs, des chutes et des reprises d'équilibre, des rééquilibrages à des niveaux supérieurs.

Sur la base de cette pensée systémique, la réponse à ceux qui me demandent ce qui fait des prêtres ou des religieux(ses) des gens malades ou en bonne santé me semble évidente.

On ne doit pas réduire la santé ou la maladie des prêtres ou des religieux(ses) à un problème plus ou moins isolé d'une personne particulière, autrement dit on ne doit pas le *personnaliser*. Le fait que quelqu'un tombe malade ou se développe harmonieusement repose toujours sur le jeu d'un individu et de son environnement. Celui-ci implique aussi – mais pas uniquement – le diocèse, la paroisse, la communauté, l'ordre religieux. À partir de cet arrière-plan, la question si souvent posée sous forme duelle : qui est responsable de l'échec ou de la maladie ? L'individu ou le diocèse ? est parfaitement déplacée. Le coupable n'est ni la personne ni le groupe. Une bonne psychologie (et une bonne théologie) doit renoncer à ce genre d'inculpation. Cela vaut tout autant pour ce qui concerne la réussite, le maintien heureux d'une bonne santé : ici encore, c'est l'interaction qui joue. Théologiquement, je renvoie sur ce point à l'adage de Klaus Hemmerle : « Le ciel est entre nous. »

Il est en outre manifeste que les explications par trop élémentaires de la maladie et de la bonne santé s'excluent d'elles-mêmes. L'explication du mal de quelqu'un, par exemple à partir des blessures de son enfance, est un modèle trop simple. Maladie et bonne santé sont l'aboutissement d'un échange constant entre les propriétés de l'individu et son environnement, ces propriétés étant en principe en nombre infini, avec leurs conséquences positives ou négatives, cela tout au long d'un *processus de longue échéance*. Déjà cette simple notation systémique doit suffire à nous rendre sensibles à notre responsabilité commune en matière de maladie (et de bonne santé). La perspective générale suivant laquelle le développement de la santé de quelqu'un connaît des hauts et des bas peut aussi conduire à décharger des prêtres et des religieux(ses), des diocèses et des communautés. Chacun doit sans cesse se dire et redire aux autres qu'on ne doit pas s'attendre à toujours aller bien. Des périodes de maladie, et même de maladie grave, y compris de problèmes psychiques, sont choses normales au cours de l'existence, et peuvent même aller jusqu'à affecter notre humanité. Elles peuvent aussi fournir l'occasion d'une intégration plus poussée, d'un développement et d'un épanouissement personnel accru de la personne, prêtre ou membre d'un ordre religieux.

Pour promouvoir la santé, il vaut mieux éviter de penser et d'agir en faisant appel à la catégorie classique de pathogenèse

Ce que nous qualifions aujourd'hui de « système de santé » est dans son noyau un « système de maladie ». Il a pour modèle le schéma *biomédical* élaboré au cours du XIXe siècle à partir de ce qu'on appelle les sciences exactes. Sa vision de la santé est en réalité une vision de la maladie, et conduit à voir la société sous l'aspect d'une « société de patients ».

Depuis l'Antiquité jusqu'au début de l'époque moderne, l'art de guérir, millénaire, reposait sur une vision totale de la santé et de la maladie. Que ce soit dans un état ou dans l'autre, on comprenait toujours l'homme à partir de la totalité de ses relations : biologiques, psychiques et sociales. Les médecins des temps anciens voyaient dans l'hygiène une question de forme de vie, de style de vie personnel. Ce qui faisait d'Hippocrate et de Galien, mais aussi d'Hildegarde de Bingen, de grands guérisseurs, c'était l'art de la diététique, la régulation du mode de vie. La nourriture, l'influence de la lumière, de l'air et de l'eau, l'alternance de rythme entre le travail et la détente, la veille et le sommeil, le commerce avec les sentiments et les émotions, mais aussi l'amour et la sexualité, tenaient une place dans le panorama global, et il fallait vraiment en tenir compte pour traiter valablement du maintien, du développement ou du rétablissement de la santé.

Le XIXe siècle s'est donc traduit par un important *changement de paradigme*. En faisant appel aux sciences exactes, la médecine trouva la possibilité d'examiner séparément et de façon plus précise les différentes parties du corps, y compris les cellules. Les chercheurs concentrèrent alors tout leur intérêt sur la découverte des agents pathogènes qui causaient les maladies, et sur la lutte à mener contre eux. Cela modifia complètement la vision médicale de l'homme. On ne vit plus en lui qu'un organisme presque exclusivement biologique. Aujourd'hui encore, nombreux sont ceux qui le comprennent comme une espèce de machine dont les troubles proviennent de causes *pathogènes*. Le médecin a pour devoir de découvrir celles-ci et d'intervenir à coups de médicaments ou d'opérations chirurgicales pour éliminer la maladie et la souffrance qui en découlent. Dans cette perspective, la maladie est une perturbation de la santé.

On ne peut nier que ce modèle biomédical de la maladie a permis et permettra encore un énorme progrès en matière de traitement. Les avancées de la médecine moderne sont immenses et nous assurent aujourd'hui une durée et une qualité de vie qui étaient impensables pour nos prédécesseurs. Mais ces succès considérables expliquent aussi pourquoi, dans nos mentalités, santé égale absence de maladies, et pourquoi on réduit l'accès à la santé au traitement de celles-ci. On perçoit d'autant moins cette limitation essentielle que le modèle qui la sous-tend paraît jusqu'à présent efficace.

Depuis quelques années, on découvre toutefois que ce modèle biomédical, fondé sur un modèle de maladie centré sur la pathogenèse, comporte certains *inconvénients capitaux*, dont je ne mentionnerai que quelques-uns :

— Poussé à l'extrême, il réduit l'homme à une machine biologique, que nous pouvons, et même souvent que nous devons, réparer en cas de panne. Le malaise diffus du public devant l'appareillage médical moderne nous indique de manière de plus en plus potente qu'il est nécessaire de vraiment considérer l'homme vivant dans sa totalité.

— Il tient trop peu compte des dimensions sociales, psychologiques et relationnelles de la maladie, et pas du tout de la santé. Le passage du modèle biomédical de la maladie à un modèle bio-psycho-social constitue donc en théorie un progrès essentiel, mais n'a encore guère entraîné de conséquences pratiques.

— Il ne fournit pas de réponses pertinentes aux questions suivantes : doit-on définir la santé comme un état dépourvu de maladie ? Qu'en est-il des gens qui se sentent en bonne santé, alors que, organiquement, on devrait les déclarer malades ? Comment se comporter avec des gens qui se sentent malades, mais dont tous les examens montrent qu'ils sont organiquement sains ? Se pourrait-il que la maladie soit une bonne chose pour la santé ? On pourrait étendre à son gré cet inventaire.

— Le système médical fondé sur le modèle pathologique est sans doute efficace, mais, paradoxalement, il semble avoir à affronter de plus en plus de maladies. Nos contemporains vivent incontestablement plus vieux qu'autrefois, mais pas à coup sûr en meilleure santé. On peut même penser le contraire : nous devenons une *société de patients*. En raison de la capacité toujours accrue de diagnostics, les maladies qu'on peut déceler deviennent chaque jour plus nombreuses. Les possibilités de guérir, totalement ou partiellement, au sens médical du terme, restent souvent limitées, en dépit de tous les progrès. Face aux maladies chroniques, et surtout face à l'âge croissant de la population, le système médical que nous avons instauré se trouve dans une impasse : l'exigence de santé pour tous, au sens médical du terme, est de plus en plus difficilement compatible avec les possibilités économiques ; la santé coûte de plus en plus cher. On le découvre, elle n'est finalement pas un objectif réalisable.

— Sans doute le système pathologique connaît-il une

solution, la *prévention*. On en revient ainsi au dicton de la sagesse populaire : « Mieux vaut prévenir que guérir. » Mais le fonctionnement de fait et les structures économiques de notre société ne nous portent guère à favoriser une médecine préventive globale et efficace. L'appareil biomédical ne prévoit pratiquement rien en matière de prévention psychologique, à savoir la prévention des maladies et des tares psychiques ou du stress.

La pensée pathologique n'est naturellement pas le propre de la médecine : elle imprègne la psychologie. Car si la psychologie met mal à l'aise nombre de personnes, cela tient à mon avis au fait que, trop souvent, elle vient sonder les points faibles et les problèmes de l'homme avec le regard d'un radiesthésiste. C'est également souvent ce qui se passe dans maintes évaluations de psychologie pastorale. Concrètement, dans notre contexte, celui qui considère au départ le prêtre ou les religieux(ses) en partant de leurs déficits (bien réels) verra rarement en eux « des gens normaux, comme toi et moi » (ce qu'ils sont effectivement) et n'acquerra que difficilement, et souvent fort tard, une vue positive de leurs forces, de leurs talents, de leurs potentialités de développement. Une perspective étroitement et exclusivement thérapeutique et pathologique conduit aussi la psychologie pastorale dans une impasse.

Finalement, je suis convaincu du bien-fondé d'une réflexion sur la façon dont la pensée théologique vient couvrir une mentalité conditionnée par le modèle pathologique au sens large. Peut-être comprendrait-on mieux pourquoi nos contemporains ressentent souvent la parole de Dieu que l'Église et la théologie leur assènent comme pesante et épuisante, à l'inverse de l'Évangile de la vie en plénitude.

Il vaut la peine d'adopter le point de vue de la génétique de la santé en se demandant comment enrichir la vie humaine

Face à la crise du modèle pathologique de la maladie, les sciences de la santé proposent un paradigme alternatif fort prometteur, celui de « promotion de la santé ». Le thème décisif n'est plus : qu'est-ce qui rend l'homme malade ?, mais qu'est-ce qui fait la bonne santé ?

Pour caractériser le *changement de perspective*, le passage du modèle de la pathogenèse à un *modèle de génétique de la santé*, en passant par celui de *prévention*, imaginons la scène suivante.

Je suis près d'un fleuve. Il est très large, et le courant violent. Je regarde vers l'aval. La vue s'étend jusqu'à un coude et une chute au-delà de laquelle on perd de vue le fleuve. Parsemé de hauts-fonds, de rochers, de rapides, celui-ci est plein de turbulences. Il est dangereux. Au milieu des remous, je vois dans l'eau des gens qui se débattent désespérément et cherchent à garder la tête au-dessus de l'eau. Ils luttent pour leur vie.

Celui qui pense pathogenèse engagera des spécialistes de soins d'urgence, médecins, psychothérapeutes, etc., et fera appel aux institutions correspondantes, hôpitaux, centres de thérapie, institutions spécialisées pour prêtres et religieux(ses), à commencer par des lieux et des communautés susceptibles d'accueillir les naufragés de la vie. Avec un admirable dévouement, les spécialistes accourront au secours des malheureux avec toute une panoplie d'instruments et de théories compliquées. Parfois, ils réussiront à les sauver ; pas toujours.

Mais il existe déjà d'autres scénarios qui, devant la vague croissante de turbulences, permettent de remettre en question ce regard vers l'aval. On peut se tourner vers l'amont et se demander ce qui a provoqué cette chute des gens dans l'eau, et s'il existe des moyens d'éviter que cela se reproduise. C'est la pensée et l'action préventives. La *thèse de la prévention* n'est cependant pas une idée neuve : il y a bien longtemps qu'on se demande comment empêcher la maladie. Mais on ne se demande pas comment susciter la santé. En matière de maladie, il existe bien des moyens de prévention, sans qu'aucun ne permette jamais de l'enrayer totalement. On peut donc toujours continuer en gardant le même point de vue.

Mais il y a vraiment *changement* dès qu'on prend conscience que, au fond, tout le monde est dans le même bateau. Il n'y a pas lieu de distinguer ceux qui sont sains et saufs sur la rive, en plus ou moins bonne santé, et ceux qui, en raison d'un enchaînement de circonstances malheureuses et fatales, ont été précipités dans les turbulences et les remous de la maladie.

Penser « génétique de la santé » signifie qu'on adopte cette perspective. Tout au long de leur vie, tous les gens sont entraînés dans le courant de leur développement. De la conception à la mort, ils sont tous jetés dans la dynamique de la vie, avec ses hauts et ses bas, ses côtés clairs et ses côtés obscurs. La vie est à la fois mortelle et salutaire. Personne ne reste toujours en bonne santé et personne n'est malade au point d'abandonner tout espoir d'être un jour bien portant. Le vrai mystère face à ce défi à la fois fascinant et dangereux de la vie, c'est que tant d'entre nous puissent encore tellement l'aimer, la dominer, affronter ses dangers, grandir en dépit des maladies et des crises, et finalement s'épanouir. Le mystère de la santé est plus grand que celui de la maladie et de sa guérison.

Cette manière de penser se caractérise par les traits suivants :

— Elle apprend avant tout à s'étonner de la multitude de possibilités qu'a l'homme de dominer sa vie. Elle détourne le regard des déficits vitaux et le retourne vers les capacités et les potentialités de vie.

— Elle évite l'apartheid mental qui oppose les malades aux bien portants. La santé et la maladie forment un *tout continu*. Il faut prendre les gens dans leur totalité à chaque instant de leur vie, car ils sont continuellement saisis dans un courant de santé-maladie ou de maladie-santé.

— Elle conduit à respecter les exigences de tous les processus qui permettent de faire face à tous les déficits de la vie. La victoire finale sur le mal est une utopie. Mais ce qui est, non pas utopique, mais réaliste et souhaitable, c'est la détection de toutes les forces du corps, de l'âme et de l'esprit qui, tout au long de l'alternance santé-maladie, poussent les personnes et les groupes vers le pôle santé.

Pour éviter tout malentendu : le point de vue pathologique et celui de la génétique de la santé ne s'excluent pas, comme s'ils étaient contradictoires ; ils se complètent. Aider les malades est et reste un de nos principaux objectifs. Les deux modèles sont à coup sûr nécessaires. Mais tout le monde, malade ou bien portant, ne peut que profiter également du rééquilibrage de l'un par l'autre. Car, en matière de croissance de la santé, tout le monde est au fond dans le même bateau.

En conclusion de ce point, je voudrais – avec peut-être un peu d'audace – jeter un rapide éclairage sur la théologie et la spiritualité. *La perspective ouverte par la génétique de la santé permet fondamentalement une vision positive du monde et de la vie.* De par sa dynamique même, elle confère en même temps la capacité d'intégrer les limitations propres à toute créature. Elle me rappelle finalement le récit de la Création dans la Genèse : « Dieu vit tout ce qu'il avait fait : cela était très bon » (Gn 1,31). Les carences du monde et de l'homme sont des *privatio boni* et, comme telles, elles font partie intégrante d'un courant où doit se révéler l'action divine (Jn 9,1-12). Face à la vie, il n'y a donc pour nous aucune raison d'admettre le point de vue du déficit. Les doctrines de la Création, de la Rédemption et de la Grâce le disent théologiquement, et la liturgie le proclame sous forme de prière : « Dieu a créé le monde admirablement et il le renouvellera de façon plus admirable encore. »

Bien plus : celui qui pense et sent en termes de génétique de la santé ne pourra que se retrouver lui-même dans des paraboles telles que celle de la graine de moutarde, de la semence qui germe d'elle-même, des talents, ou dans tous ces propos à travers lesquels Jésus nous révèle les potentialités de vie et de foi qui nous habitent. C'est aussi vrai de nombre de récits de guérison où Jésus sauve des gens uniquement du fait qu'ils aspirent à une vie pleine, en bonne santé. La condition pour voir Jésus se tourner vers nous et nous guérir n'est pas d'être malade, mais d'être humain, d'aspirer à guérir et de tendre vers cette humanité que Dieu entend vivifier et faire croître en nous. C'est en ce sens que la perspective de la génétique du salut, celle du « développement du salut », vient fondamentalement confirmer, mais peut-être aussi déplacer ou élargir l'action. Psychologiquement parlant, l'humanité a besoin de maintenir ce point de vue du don de « vie en plénitude », au lieu de se laisser aller à la résignation ou à l'illusion de pouvoir tout faire, autrement dit d'avoir à faire toujours plus d'efforts.

Fondé en théologie et en spiritualité, ce modèle vient enhardir le modèle bien connu et indispensable de « pastorale de la guérison », laquelle s'adresse à tous les hommes, malades ou en bonne santé, mais se contente trop souvent de ressasser des recettes parfois étroitement thérapeutiques. L'application de cette perspective de la totalité n'est pas difficile et je n'ai donc pas à m'appesantir sur ce point. Je tiens simplement à ajouter que le climat des diocèses, des communautés religieuses, et même de l'Église tout entière changerait du tout au tout si nous pouvions nous laisser porter par ce point de vue dynamique de la croissance du salut.

Il vaut la peine de sonder de plus près les idées psychologiques de la santé et leurs conséquences : sentiment de cohérence, confiance en soi, capacité de résistance et optimisme

Dès le départ, la psychologie a déployé énormément d'énergie pour définir les traits de la personnalité importants pour la santé de l'âme et du corps. Il n'y a absolument rien d'étonnant à la voir retrouver ceux où une saine raison reconnaissait depuis longtemps les marques de la bonne santé. Ce qui est nouveau, en revanche, c'est que ces traits acquièrent désormais des contours plus nets et que nous savons mieux comment les renforcer. Je voudrais en préciser quatre. Ils ont en commun le fait d'être typiques et mesurables. Même si on les distingue bien, ils se recouvrent souvent un peu, mais n'en gardent pas moins leur accent différent.

a) Sentiment de cohérence

Ce trait de caractère consiste en une disposition fondamentale à faire confiance à la vie. Il offre une sorte de configuration globale de la vision qu'on peut avoir d'elle : dans le monde, les choses vont dans le bon sens. D'où un sentiment de cohérence de l'univers, d'ancrage solide dans la volonté divine (c'est la religion) ou dans la destinée.

On peut y reconnaître trois composantes différentes, jamais totalement séparables : intelligibilité, plasticité et signification. Leur conjonction a pour résultante une triple compétence :

— la conviction que la vie a un sens, même sous ses aspects pesants ;

— l'assurance de disposer d'une multiplicité de capacités, de pouvoir compter sur ses propres forces et sur l'aide des autres ;

— et, finalement, une raison d'affronter la vie, de s'engager et de se donner.

Au cours de l'existence, ce sentiment de cohérence va croissant. Il peut se renforcer ou se bloquer, moins sous l'effet des mots qu'à travers les expériences concrètes qu'on peut faire. L'Église, la communauté, la société doivent constituer autant de milieux ouverts à la compréhension et à l'adaptation. Cela suppose, entre autres choses, la transparence en matière de communication et de prises de décision, un effort continu pour promouvoir et améliorer les compétences sociales et professionnelles et, surtout, le respect de la *modicité* des premières expériences de base, celles qui permettent de vérifier que l'on peut changer un petit quelque chose dans le monde sans avoir toujours à faire appel à la volonté des puissants ou à des structures lointaines.

b) *Confiance en soi-même*

Même si nous savons déjà ce que recouvre cette idée, il est important d'examiner sa signification de plus près. À l'arrière-plan, il existe une grande théorie sur l'auto-efficacité : ce n'est pas la même chose de savoir comment résoudre un problème et d'être convaincu qu'on peut le résoudre soi-même. Seul celui qui est sûr de pouvoir observer une certaine conduite se jette à l'eau. Il y a plusieurs moyens d'acquérir cette confiance en soi, en sa propre capacité d'agir : l'expérience personnelle qui se fonde sur des modèles, et l'acquisition de la certitude que les autres comptent sur vous. Les gens qui ont un profond sentiment de confiance en soi disposent d'une puissante raison d'assumer et de façonner leur vie. C'est aussi vrai en matière de santé. Car la plupart des gens savent bien ce qui leur fait du bien. Dans nos diocèses et dans nos communautés, il vaut donc la peine de rechercher tous les moyens de renforcer cette confiance en soi et la capacité d'agir. Cela suppose qu'on accorde aux gens une réelle autonomie et qu'on leur consente des espaces de liberté.

c) Capacité de résistance

On peut voir dans la capacité de résistance un facteur de protection de la santé. Elle constitue même une de ses caractéristiques par excellence. Elle est faite d'une certaine ténacité, d'une aptitude à tenir bon. Elle comporte elle aussi trois composantes.

— *Défi :* la capacité de résistance est faite d'une aptitude à voir dans les changements de vie des défis positifs plutôt que des obstacles. Les difficultés apparaissent comme des invitations à grandir et comme des chances d'apprendre.

— *Contrôle :* la capacité de résistance se traduit en premier lieu par l'intention d'assumer ses responsabilités et de garder le contrôle de ses conditions de vie. La personne qui en fait preuve se sent également capable d'agir de sa propre initiative et de façon efficace.

— *Engagement :* le « résistant » tend à s'engager dans

la vie chaque fois qu'il se sent concerné. C'est une force, dans les relations sociales et dans le travail, mais aussi dans la vie chrétienne, parce que cela permet le don de soi.

d) Optimisme

Il peut sembler banal, et ça l'est, de rappeler l'importance de l'optimisme pour le développement et la santé de la personne. En psychologie, ce concept prend toute sa dimension quand quelqu'un doit surmonter des obstacles sur sa route. Les optimistes font preuve d'une disposition générale à attendre positivement ce qui va survenir. Leur maître mot est : « Ça va aller. » Peu importent ici les raisons de le penser : ce peut être la conviction de son propre savoir-faire, la croyance dans la bonté de l'environnement, la confiance dans l'aide des autres ou une foi religieuse. Du point de vue psychologique, il est en tout cas nécessaire de distinguer un optimisme *non productif* – qui conduit soit au risque, soit à la passivité – d'un optimisme charitable qui pousse à agir. La recherche sur l'optimisme a révélé quelque chose de très intéressant : la caractéristique essentielle de l'homme en bonne santé serait non pas le plat réalisme, mais une tendance à percevoir le monde, l'avenir, ainsi que lui-même sous un angle positif. Plus précisément : on peut empiriquement prouver que, par rapport aux personnes plutôt maladives, qui appréhendent le plus souvent le monde de façon « réaliste », les bien portants sont animés par une *espèce d'illusion positive et saine*. En d'autres termes, psychologiquement parlant, celui qui veut promouvoir la santé *doit un peu surestimer* ses capacités d'influencer les événements et les personnes et d'aider ces dernières à trouver bonheur, succès et santé. C'est cela qui le pousse à l'œuvre.

Il est important de prêter tout particulièrement attention aux sources structurelles des forces de vie positives : solidité des expériences, équilibre entre surcharge et insuffisance des tâches, participation aux décisions

Qu'on en soit conscient ou non, la structure profonde de la personne, sa vision globale de la vie, donc ce qui oriente à tout instant et au fur et à mesure des ans la dynamique de sa croissance vers la pleine santé (ou parfois vers la maladie), se modifie d'elle-même tout au long de l'existence. Même chez l'adulte, elle continue à varier en fonction de modèles culturels qui lui préexistent structurellement. Se pose alors la question de savoir quelles sont les caractéristiques et les structures des modèles auxquels on doit particulièrement veiller, dès lors que nous entendons promouvoir la bonne santé des prêtres et des religieux(ses).

Il faut tout d'abord l'admettre : de prime abord, si nous nous en tenons à ce qui est vraiment prouvé et confirmé en pratique comme en théorie, nous n'avons pas grand-chose à dire sur les forces qui façonnent le plus profondément la dynamique de la santé de la personne. Malheureusement, on a aussi souvent l'impression de ne pas très bien savoir de quoi il en retourne exactement. La recherche systémique nous assure toutefois clairement d'une chose : on ne peut rapporter uniquement les sources de la dynamique de la santé à l'histoire de l'individu ou de sa famille. La recherche actuelle sur la place de l'enfance débouche, de plus, sur ce résultat vraiment rassurant qu'on ne saurait juger de toute la vie de quelqu'un sur ses blessures d'enfance. Il semble même que ce soit parfois le contraire : les expériences négatives ont une étonnante capacité de *générer la santé*, de favoriser la vie en plénitude. Le fait que quelqu'un s'oriente vers le bien-être ou vers la maladie n'est pas d'abord le résultat de ses expériences d'enfant avec ses parents, mais avant tout le *produit de conditions historiques, sociales et culturelles* – et cela tout au long de son existence. Il me paraît important de rappeler explicitement cette donnée dans le cadre de l'Église. Celui qui veut expliquer la bonne santé (ou la maladie) en la rapportant uniquement à la personne concernée (ou aux personnes) s'engage dans ce processus malheureux que, dans les cercles de spécialistes, on connaît sous le nom de *blaming the victims* (mise en accusation des victimes).

Reposons-nous encore la question : quels sont les facteurs qui rendent propres ou polluées les eaux des fleuves dans lesquels nous nous baignons (nous dont la nature est conditionnée par la physique, l'histoire, la société et l'Église) ? Quelles sont les forces qui poussent quelqu'un, pris dans le fleuve de la vie, à se laisser entraîner dans les rapides et les tourbillons, là où d'autres continuent à nager détendus, avec un plaisir tranquille ?

Actuellement, la psychologie de la santé tente de répondre d'une façon qui me paraît très pertinente étant donné cet arrière-fond qu'est la situation actuelle de l'Église et de la société. Le trait de caractère structurellement commun aux forces promotrices de la santé repose sur trois données essentielles : la solidité des expériences, l'équilibre entre surcharge et insuffisance des tâches, la participation aux décisions.

Solidité des expériences

Tout au long de notre existence, nous, humains, nous sommes sans cesse conduits à découvrir que notre vie forme un tout et qu'on ne peut la morceler. Pour cela, nous avons besoin de nous appuyer et de nous inscrire dans un milieu dont le caractère surprenant et imprévisible doit garder une certaine mesure. Dans l'intérêt de leur santé physique, psychique et spirituelle, tous les humains, y compris les prêtres et les religieux(ses), ont le droit de se préoccuper de leurs conditions de vie, et surtout de contrôler les résultats de leur propre action. À cet égard, les comportements de l'entourage social ainsi que les « signaux » qu'il émet sont décisifs. On peut concrètement constater qu'il en va bien ainsi en répondant aux questions suivantes : est-ce qu'un membre donné d'un ordre religieux peut prévoir de façon satisfaisante ce que, selon toute probabilité, la communauté lui demandera de faire l'année suivante ou même dans les années à venir ? Ou est-ce qu'un prêtre peut globalement s'attendre à un comportement transparent de la part de ses confrères ou de ses supérieurs hiérarchiques ? Cela lui permet-il de faire des plans, ou doit-il se comporter aujourd'hui d'une manière, et demain d'une autre ?

Équilibre entre surcharge et insuffisance des tâches

Pour toutes les personnes, y compris pour celles qui se sont engagées à la suite du Christ, il existe aux deux bouts du spectre de leurs tâches un seuil critique de tolérance spécifique. Trop ou trop peu ! De la naissance à la mort, les exigences de la vie constituent un défi à la capacité humaine de porter une charge. S'opposant à la perception commune du « stress », la psychologie affirme que ces exigences et même ces pesanteurs sont absolument nécessaires pour l'actualisation des potentialités de l'homme. Concrètement, prêtres et religieux(ses) peuvent aussi bien être sur-sollicités que sous-sollicités. Il arrive parfois que les responsables n'aient que peu d'idées, ou, à l'inverse, trop, des problèmes ou des difficultés de leurs confrères ou consœurs. Psychologiquement parlant, il est normal et justifié de demander quelque chose à quelqu'un et de lui confier des charges. Cela ne devient problématique qu'en cas d'abus. Les gens ont tout d'abord besoin de sentir que ce qu'on leur demande correspond à leurs talents et à leurs capacités. Celui qui peut mettre en œuvre ses charismes dans les domaines essentiels de la vie réussit en règle générale à surmonter les défis qui peuvent lui poser problème. Mais il peut parfois avoir à affronter un excès de travail pour lequel il se trouve moins qualifié, ou, inversement, être privé des tâches pour l'exécution desquelles il est le plus qualifié. Cette disproportion constitue un obstacle à l'épanouissement de la santé. Je constate souvent le sentiment qu'en ont certains prêtres et religieux(ses). Ils pensent en général que cette disproportion tient aux structures ecclésiastiques. Je suis, quant à moi, convaincu que, justement, vu la situation actuelle de l'Église, la façon dont les diocèses et les communautés, souvent obligés de « boucher les trous », traitent de situations personnelles problématiques ne peut avoir à la longue qu'une influence structurellement négative sur l'équilibre à maintenir entre surcharge et sous-occupation.

Participation aux prises de décision

Sans doute existe-t-il des vies solides et bien équilibrées. Mais la question ne s'en pose pas moins de savoir s'il vaut la peine de vivre. Tout se joue sur le fait qu'on a l'impression de pouvoir choisir et façonner sa vie. Il y a des prêtres et des religieux(ses) qui restent, tout au long de leur existence, comme à distance de leur vie. Ils peuvent être supérieurs, curés, ou même accéder à des postes plus hauts encore : ils n'en restent pas moins en représentation, vicaires de leur propre vie.

Pour leur bonne santé, ces personnes doivent comprendre qu'elles ont la possibilité d'intervenir activement dans les décisions qui les concernent. Cela vaut même pour ceux que l'appel à la vie spirituelle a conduits à mettre le conseil évangélique d'obéissance au cœur de leur vie. Tant d'un point de vue psychologique que d'un point de vue spirituel, il ne suffit pas de demander son consentement à celui qu'on envoie n'importe où. Bien sûr, diocèses et communautés se trouvent devant des nécessités auxquelles il leur faut impérativement répondre, parfois en imposant la décision. Mais il n'en reste pas moins capital pour la bonne santé que, comme partout ailleurs, les gens d'Église puissent se rallier en pleine conscience au but (supérieur) qu'on leur propose, avec le sentiment de disposer d'un pouvoir de décision correspondant : ils doivent sentir que leurs faits et gestes ont un effet d'ensemble – même sur les décisions de leurs supérieurs. Leur activité, leur engagement et leur dévouement pour répondre aux appels et aux charges qu'on leur confie leur donnent droit à un *feed-back*, à la reconnaissance sociale et aux félicitations.

Il vaut la peine de se convaincre soi-même et de convaincre les autres que les inévitables stress et pesanteurs de la vie constituent souvent des appels précieux à la croissance et à l'épanouissement de la santé

Tout le monde parle de stress, y compris les prêtres et les religieux(ses), et même parfois davantage que les membres d'autres groupes. Les responsables des diocèses et des communautés religieuses perçoivent bien, en eux-mêmes comme chez leurs confrères et consœurs, qu'on a souvent atteint, ou même dépassé, le seuil de tolérance.

Il arrive parfois que cette perception interfère avec une autre question plus ou moins explicite : est-ce vraiment aussi lourd que nous le pensons ?

La recherche médicale et psychologique sur le stress a pu montrer que, dans nombre de cas, celui-ci a des conséquences négatives. *Le lien entre le stress et certains effets négatifs, corporels ou spirituels*, est si évident que tout le monde en a bien conscience. En ce qui concerne les prêtres et les religieux(ses), il faudrait ajouter qu'il a également dans leur vie spirituelle des conséquences auxquelles on n'a jusqu'à présent que trop peu porté attention. Chez beaucoup de ceux qui sont réellement ou prétendument surchargés, la première chose à être perdue en route, c'est la prière. Ainsi un élément essentiel de la vocation se trouve-t-il sacrifié à des mauvais choix et à des urgences en réalité minimes.

Au cours de ces dernières années, dans le cadre de la recherche sur la génétique de la santé, on a pourtant formulé une nouvelle question qui devrait conduire à une réhabilitation du stress en en montrant la signification possible dans le mystère de la bonne santé. Elle consiste à se demander : « Étant donné la multiplicité des charges auxquelles l'homme se trouve inévitablement confronté, comment réussit-il à rester en bonne santé et même à aller de mieux en mieux ? »

Il est bien sûr évident que, en l'absence, par exemple, de microbes de la tuberculose, personne n'attrapera cette maladie. Est-il aussi certain que, en l'absence de stress, les gens resteront à coup sûr en bonne santé et seront même capables de progresser ? Ou ne se passe-t-il pas plutôt que celui qui peut éviter un facteur de stress ou rester à l'écart de tel ou tel groupe stressant aura sûrement à compter avec d'autres stress auxquels il n'avait pas pensé d'emblée, et qu'il ne pouvait même pas prévoir, car, à plus forte raison, il n'en connaissait pas les effets nocifs ?

Nous pouvons partir de l'idée qu'il y a toujours et partout des facteurs de stress. Non seulement un monde totalement débarrassé d'eux est impensable, mais il serait en outre vraiment mortel. Il n'existe apparemment personne qui n'ait connu d'événements suffisamment stressants pour le rendre malade. Mais ce sont justement les personnes peut-être vraiment surchargées qui font preuve de bonne santé. À quoi cela tient-il ?

Cela est probablement dû à ce que la plupart des facteurs de stress ne deviennent tels que si, consciemment ou inconsciemment, on commence par leur conférer un caractère écrasant et pénible. À regarder de plus près, on constate que celui qui se trouve confronté au stress tombe, non pas d'abord dans un état de stress, mais dans un *état de tension*. Les tensions peuvent conduire au stress, mais ce n'est pas toujours le cas. L'essentiel dans le passage de la tension au stress, c'est le *processus d'évaluation* personnel ou social. C'est celui-ci qui détermine si un facteur de stress est « mauvais » – sans importance, neutre, exagéré, ou même amusant, et à la limite sain. Sans doute y a-t-il des facteurs de stress qui ne peuvent que difficilement prendre un sens positif, mais, en règle générale, la qualité d'un stress lié à un événement donné dépend de l'idée qu'une personne ou un groupe, dans notre cas un prêtre, un religieux ou une religieuse, un diocèse, une paroisse ou même l'Église prise dans son ensemble, s'en est fait au cours de son évolution.

La psychologie de la santé propose de voir d'abord dans les facteurs de stress des défis qui, sauf circonstances aggravantes, sont en soi neutres ou même promeuvent la santé. On peut effectivement *apprendre* à considérer sa vie autrement que comme une charge malvenue de problèmes et de conflits ; même quand ceux-ci sont bien réels, ils peuvent conférer à l'existence son attrait et sa richesse.

Le plus important dans la transformation de la tension en stress ou, au contraire, en événement favorisant la santé, c'est la *disponibilité et le déploiement des ressources saines et des forces de résistance*. Il est fort intéressant de voir que l'anglais a fait de l'expression *salutary ressources* un nom commun qui, traduit en allemand, acquiert presque une connotation religieuse, ce qui n'est peut-être pas totalement un hasard. Ce sont ces « ressources de salut » qui rendent possible le retournement des inévitables facteurs de stress en facteurs de vie.

La psychologie fait ici preuve d'un étonnant parallélisme avec le message de l'Évangile, quand elle part de l'idée que, de façon générale, l'homme dispose de suffisamment de ressources et de talents pour maîtriser les facteurs de stress et faire quelque chose de sa vie. Deux choses sont ici importantes : tout d'abord, la capacité de compenser l'absence d'une ressource donnée en la remplaçant par une autre. Ensuite, la possibilité et la capacité de faire appel aux ressources des autres, dans notre cas aux talents et au charisme des confrères ou consœurs de la communauté, et bien sûr à celles de la foi.

Les ressources saines constituent un potentiel qui attend uniquement d'être mis en œuvre. Un antibiotique n'agit que quand on le prend. De même les ressources saines ne tirent-elles leur force énergétique que du fait qu'on les met en perce. Dans l'Église, nous nous trouvons donc devant l'urgence de créer un climat où, non seulement on pourra et on permettra, mais où on voudra utiliser ses propres talents et ceux des autres. De par sa structure et sa tâche, l'Église se comprend comme un lieu médiateur de « ressources de salut » ou, pour parler théologiquement, de grâce, de sacrements. Il nous faut seulement nous aider mutuellement à apprendre à jouir de ce pays où coulent le lait et le miel.

Il vaut la peine de promouvoir en soi et chez les autres les traits de caractère et les comportements prouvant que l'on peut affronter la vie et répondre à ses défis

La santé constitue un *tout dynamique* de nature corporelle, psychique et spirituelle. Ces derniers temps, la psychologie de la santé a particulièrement fait remarquer que l'on ne peut vraiment penser correctement la santé de l'esprit si l'on n'envisage pas en même temps celle du corps et celle de l'âme.

La plupart des gens savent le plus souvent fort bien comment entretenir leur santé corporelle, même s'ils ne le font guère dans la réalité de la vie quotidienne. Ces dernières années, prêtres ou religieux(ses) ont de mieux en mieux perçu combien il est bon et nécessaire de voir dans leur propre corps un don de Dieu, donc de le soigner, au lieu de n'y voir qu'un simple instrument muet ou même un mal nécessaire. Mais qu'en est-il de la santé de l'âme ? Qu'est-ce que c'est exactement que cette *santé spirituelle* ? De quels moyens et de quelles stratégies disposons-nous pour la favoriser ? En la matière, il existe presque autant de définitions et de descriptions que d'orientations psychologiques. La formulation la plus répandue déclare qu'elle consiste à « pouvoir aimer, travailler et jouir » (Freud). Dans le cadre de nos réflexions, je voudrais y joindre une autre définition apparemment moins souple, mais qui présente l'avantage de se laisser aisément transposer en stratégie concrète. Elle est particulièrement utile si l'on désire promouvoir vraiment la santé dans nos communautés et dans l'Église. « La santé spirituelle consiste dans la capacité de maîtriser les défis internes et externes. » Concrètement : si un prêtre, un religieux ou une religieuse peuvent dire « je me sens en général bien dans ma peau face à la vie et à ses difficultés », c'est que, selon toute probabilité, il ou elle jouit d'une bonne santé de l'âme. Pour en arriver à cette simple description centrée sur l'action, il a fallu l'intervention de quantité de recherches scientifiques. Elles ont révélé toute une panoplie de capacités, vérifiées et vérifiables, de maîtriser les défis internes ou externes, capacités qui sont caractéristiques de la personne en bonne santé. Nul besoin d'être psychologue spécialisé ou thérapeute pour les développer en soi et chez les autres. Il suffit d'un bon jugement pour les comprendre et les mettre en œuvre. Sans prétendre être exhaustif, j'en ai retenu dix :

1) La bonne santé suppose que l'on soit capable d'appréhender l'environnement de façon globalement réaliste. Cela implique en particulier l'aptitude à percevoir les exigences attenantes aux rôles que confère la société environnante et à en tenir compte. Concrètement, prêtres et religieux(ses) doivent apprendre à répondre aux demandes des gens et des ensembles sociaux (y compris

de leur communauté et de leur diocèse). En ce domaine, fort exigeant, les premiers responsables de la formation, ce sont les diocèses et les ordres religieux. Cela réclame une grande sensibilité, une force d'argumentation et une certaine ténacité.

2) La bonne santé implique que l'on soit capable d'intégrer les expériences de la vie dans l'image qu'on se fait de soi-même. Celui qui veut vivre en bonne santé a besoin de se faire une idée aussi juste et aussi complète que possible de ce qu'il est.

3) La bonne santé nécessite le développement d'un système de valeurs personnel et souple, permettant d'interpréter son comportement et son vécu. Celui qui ne dispose pas d'un tel jugement restera toujours dépendant de l'appréciation des autres.

4) La bonne santé suppose que l'on ait acquis les compétences les plus vastes possible dans les différents domaines de la vie, dont :

– la capacité globale de résoudre les problèmes (« en règle générale, je puis m'en tirer tout seul et je peux me débrouiller ») ;
– les compétences sociales : la capacité de percevoir, d'articuler et de négocier les besoins, les sentiments et les intérêts qu'engendre la vie commune, en particulier l'autonomie et la créativité ;
– l'aptitude à coopérer, à se montrer solidaire, à jouer un jeu démocratique.

5) La bonne santé appelle un progrès constant dans le dévouement aux autres. La capacité d'aimer est étroitement liée au sentiment que l'on a de sa propre valeur. Ceux qui en font preuve s'intéressent à leur prochain, ce qui donne sens à leur propre vie.

6) La bonne santé implique que l'on soit entraîné à une certaine capacité de s'imposer, dans une mesure acceptable par la société ; savoir s'affirmer face à l'autorité,

savoir tenir sa place dans le groupe, savoir user de ses compétences (et pas seulement jouer du ministère imparti par l'Église) pour répondre à sa position de leader.

7) La bonne santé suppose qu'on puisse assouvir dans sa propre vie les besoins essentiels, parmi lesquels :

– les besoins physiologiques (ce qui ne pose pas de problème, sinon chez les drogués du travail ou les personnes malades psychiquement) ;
– le besoin de faire de nouvelles expériences et de les partager ;
– le besoin de réaliser ses propres possibilités en tenant compte de la diversité des gens ;
– le besoin d'orientation et de sécurité, de contrôle de ses propres conditions de vie ;
– le besoin de lien, d'appartenance au groupe, d'échange avec les autres (en particulier avec les confrères et consœurs, les amis et amies), d'appui de la part des responsables du diocèse ou de la communauté religieuse ;
– le besoin d'estime et de reconnaissance par la communauté de ce que je suis en tant que personne et de ce que je fais. La réussite humaine ne va pas de soi.

8) La bonne santé suppose qu'on ait des désirs dans la vie, qu'on puisse se fixer des buts, avoir des projets et y travailler en toute indépendance. Il ne s'agit pas seulement d'objectifs dont on serait soi-même le centre, mais aussi d'engagement personnel envers des tierces personnes et pour des tâches qui ne nous sont pas directement profitables. À la longue, les buts que l'on se fixe uniquement pour exclure ou éviter certains domaines de vie ou certaines expériences finissent par poser problème.

9) La bonne santé requiert une progression continue de la capacité de tenir compte des valeurs sociales, des normes et des règles et de s'en accommoder de façon constructive et adaptée à la situation.

10) La bonne santé suppose qu'on fasse preuve d'équilibre entre la nécessaire stabilité de sa personne et les mutations qu'exigent l'expérience et les réactions de l'environnement.

Ce résumé succinct des stratégies, des compétences et des plans de croissance que suppose la bonne santé montre bien que la santé spirituelle est faite d'« une mise en réseau dynamique de qualités bien connues ». Encourager celles-ci, en soi et chez les autres, est une chance et un devoir qui ne sont pas uniquement réservés aux spécialistes, mais qui ressortissent à la responsabilité de tous. Encore ne faut-il pas que cela devienne une charge ! Il va de soi qu'il n'est pas possible de promouvoir en même temps toutes ces qualités. Mais l'avancée de l'une d'entre elles suffit le plus souvent à déclencher une réaction en chaîne.

Pour résumer et simplifier les choses d'un autre point de vue : en plus des compétences purement intellectuelles, il faut surtout promouvoir ces importantes compétences sociales dont on a un temps discuté en parlant d'« intelligence émotionnelle ». On entend par ce terme la capacité affectivo-cognitive qui permet de percevoir les choses avec sensibilité, de se former, de se dévouer à des objectifs, d'éprouver de la sympathie pour les autres.

Il me paraît important ici d'insister sur les points suivants : chez les prêtres et les religieux(ses), la promotion et le développement de la santé de l'âme sont inséparables de la promotion et du développement de la personnalité dans la foi. Cette santé spirituelle croît aussi et surtout grâce à l'édification de la *compétence spirituelle*. Il y a quelque temps, au cours d'un entretien, une spécialiste de la santé et du stress me disait que, dans sa recherche pour favoriser un style de vie heureux, la promotion moderne de la santé n'allait en fait pas plus loin que les grandes traditions chrétiennes de spiritualité ;

que, au contraire, la psychologie actuelle ne faisait avant tout que redécouvrir et répéter ce que l'on sait déjà depuis longtemps, mais que l'on a malheureusement trop souvent oublié en pratique. Il ne devrait pas nous être difficile de retrouver déjà dans les règles de nos congrégations, implicitement ou explicitement, les dix règles de promotion de la santé que je viens d'énoncer.

La psychologie nous invite à vivre chaque jour la spiritualité d'une façon concrète en lui conservant son lien à la vie. Pour être vraiment promotrice de santé, cette dernière ne doit pas rester extérieure, détachée à la façon d'un savoir froid, mais s'intérioriser en véritable savoir existentiel. Elle permettra alors de cheminer vers l'authentique humanité sous le regard de Dieu. Le trésor qu'est la spiritualité de notre propre tradition peut nous donner l'impulsion nécessaire pour accéder à l'authentique santé de l'homme en totalité. Cela surtout du fait que la véritable compétence spirituelle nous détourne de tout repli sur nous-mêmes et nous propose un chemin de croissance vers Dieu, celui sur lequel nous sommes assurés qu'Il nous conférera presque gratuitement la plénitude d'humanité à laquelle nous aspirons. En d'autres termes : aujourd'hui, la psychologie de la santé ne prétend pas nous imposer un savoir extérieur, elle ne fait que nous rappeler avec insistance ce qui a toujours été important. Elle nous invite à repenser notre époque à la lumière de ses exigences, et surtout à mettre quotidiennement en pratique ses aspects fondamentaux.

Il vaut la peine de renforcer et d'aménager les relations et les points d'appui sociaux, car c'est là un facteur capital de promotion de la santé

Depuis ses origines, l'humanité a toujours eu conscience de l'importance des *relations humaines* dans le développement de la santé personnelle. Chacun(e) sait bien qu'il (elle) se trouve sans cesse renvoyé(e) à d'autres, et combien il est bon d'être aimé(e), soutenu(e), soigné(e). Le lien de confiance avec des amis, avec sa parenté et son voisinage, le contact avec les collègues de travail et les collaborateurs, constituent des points essentiels de la vie humaine. Les relations sociales vont de soi. Ce qui pose problème, ce n'est pas leur existence, mais leur absence.

Déjà le message biblique et l'histoire de l'Église illustrent combien il est *salutaire* d'être inséré dans la communauté divine à travers une communauté de frères et de sœurs. Pour les prêtres et les religieux(ses), c'est tout particulièrement vrai. S'ils perdent le contact avec leur communauté, avec celle des autres hommes, ce n'est pas seulement un élément de leur humanité qu'ils perdent, mais un *élément essentiel de leur vocation*.

Il n'y a donc nul besoin de la psychologie pour insister sur l'importance des relations sociales. Mais il n'en vaut pas moins la peine de synthétiser ses résultats, car ils peuvent nous aider à développer des stratégies de promotion de la santé à travers nos relations sociales.

La psychologie de la santé a prouvé à maintes reprises que le contact satisfaisant avec les autres et un *sentiment bien assuré de sécurité sociale* sont des facteurs essentiels de sauvegarde et de promotion de la santé. Ce sont même apparemment les plus importants.

Quand on isole les gens, ils dépérissent. Inversement,

les recherches les plus récentes établissent bien que ceux qui peuvent faire fond sur des relations stables, sur des personnes en lesquelles ils ont toute confiance, sont capables de faire face aux temps et aux conditions de vie les plus durs. Certaines études signalent en outre que les célibataires, les personnes qui vivent seules, et cela vaut pour les prêtres et les religieux(ses), sont tout particulièrement exposés à souffrir d'une carence du fait de leur manque de contact concret et sensible. On peut aussi dire à l'inverse : du fait de leur vie même, ces personnes sont particulièrement appelées à *entretenir* et à *soigner* leurs relations sociales.

Partant de recherches empiriques auprès de candidats au sacerdoce, recherches faciles à transposer sur l'ensemble des prêtres et des religieux(ses), il me paraît important de souligner les données et les réflexions suivantes.

— Dans leur communauté, les personnes au service de l'Église acquièrent vite et automatiquement un nombre considérable de relations. Mais, du fait de l'environnement, celles-ci ne prennent vraiment d'importance pour la santé spirituelle que si elles sont personnelles et rendent vraiment service. En d'autres termes, avoir des « frères », des « sœurs », des « fils » ou « filles » ne signifie pas pour autant que l'on soit inséré socialement et ancré dans le milieu. Le problème consiste à créer *des relations de confiance et de soutien*. C'est une chose qu'il faut apprendre et pour laquelle les structures ont leur rôle à jouer. Dans les années à venir, les modifications de structure du personnel des diocèses et des paroisses laissent prévoir des bouleversements et l'apparition d'idées nouvelles qui offriront une chance de créer localement des postes plus adaptés aux tailles des communautés et donc susceptibles de mieux répondre aux exigences sociales de promotion de la santé. Il s'agit de mettre en place une organisation capable de briser les solitudes et de permettre l'instauration de tout un choix de réseaux de formation.

— L'intérêt de la santé spirituelle exige que l'on cultive des relations stables, durables, et surtout *réciproques*. Celui qui y parvient est nettement avantagé par rapport à ceux dont les contacts sont peut-être aussi nombreux, mais de courte durée, même s'ils y trouvent un certain soutien. Dans le monde des prêtres et des religieux(ses), qui ont souvent à changer de poste, donc de place, c'est là chose particulièrement importante. Se créer et maintenir un bon réseau de relations constantes suppose du temps et de la place, bien sûr aussi de l'argent, mais surtout une *nouvelle vision des priorités*. Il n'y a probablement pas de meilleur investissement paroissial ou diocésain que dans ce domaine des relations sociales.

— Quels que soient les projets et les méthodes pour les mener à bien, il vaut la peine de mettre en place des réseaux de relations où prêtres et religieux(ses) trouveront subjectivement le plus d'appuis et le moins de pesanteurs possibles. En matière de promotion de la santé, il est risqué de déplacer contre leur volonté des personnes de certains postes à d'autres où elles auront l'impression de ne plus guère trouver de soutien. Pis encore serait un milieu de gens qui ne cessent de susciter des tensions. La recherche a montré qu'il suffit parfois d'une seule personne de type violemment conflictuel ou anxiogène pour mettre gravement en danger la santé corporelle et psychique de quelqu'un. Il arrive parfois que de telles constellations soient inévitables. Il s'agit alors d'examiner avec les personnes concernées les appuis dont elles pourront disposer pour leur garantir une liberté suffisante.

— Les prêtres et les religieux(ses) les plus en quête de soutien social sont les gagnants. Ils reçoivent plus de conseils, ce qui allège leurs soucis et leur travail ; malades, ils se sentent soutenus, y compris par les gens qui prient pour eux. Mais le plus important, c'est qu'ils sont beaucoup moins soumis au stress que ceux chez qui cette quête est absente. Il ne suffit pas de commencer à chercher de l'aide au moment où surgissent les grands problèmes ; cela doit se faire à partir des *petites charges quotidiennes*. Le dicton « Aide-toi toi-même, car personne ne le fera » est non seulement faux théologiquement (bien qu'on le retrouve chez nombre de gens d'Église), mais ses effets sont vraiment destructeurs du point de vue de la santé. L'objectif du travail sur soi n'est pas l'autarcie faussement comprise, mais la capacité d'entrer de plus en plus en relation avec les autres afin de pouvoir s'enrichir réciproquement. Prêtres et religieux(ses) ont besoin de s'ouvrir et de se confier pour découvrir que la coopération avec les autres et la disponibilité ne les rendent pas dépendants, mais ne font que soulager leurs soucis et les nourrir.

Il vaut la peine de soutenir de façon appropriée chacune des personnes désireuses de retrouver la santé ou dc l'améliorer

Les discussions récentes sur la politique de la santé – en particulier du fait des modifications nécessaires du système de Sécurité sociale – ont conduit nos contemporains à un changement considérable de perspective : la santé apparaît de plus en plus comme une valeur capitale. Pour nombre de personnes, cela devient le « souverain bien », le symbole même de la vie. Même si c'est à juste titre qu'on peut se demander si le mot de Schopenhauer :

« La santé est tout, sans elle tout n'est que néant » est moralement juste, une chose reste sûre : la tendance toujours accrue à prendre au sérieux la santé et à y veiller est quelque chose dont nous devons tenir compte et au service de laquelle nous devons nous mettre.

Dans ce contexte, les recherches sur la psychologie de la santé ont fait apparaître cet étonnant résultat : chacun se fait de cette santé sa « petite idée » avec deux composantes, l'une touchant la conscience qu'il en a, l'autre son traitement, les deux étant très marquées subjectivement. Relèvent de la conscience de la santé sa place dans l'échelle des valeurs et l'idée que l'on se fait des conditions qui l'influencent ; la perception de son propre corps et de ses défauts ; celle des risques, des dangers et des pesanteurs ; enfin, celle des ressources disponibles en soi et dans l'environnement. Le traitement de la santé est aussi abordé sous une forme personnalisée : il y a différentes façons de tenir compte de son corps et de ses possibilités, donc de ses limites ; d'affronter les risques et les charges ; de mettre en œuvre ses ressources ; de modifier positivement son style de vie.

Nous pouvons penser que les prêtres et les religieux(ses) accordent une place et une signification cognitives et émotionnelles à la santé qui évoluent parallèlement à ce que ressent l'ensemble de la population ; l'importance qu'ils confèrent à la santé ne fait que s'accroître et continuera sûrement à le faire. Eux aussi attribuent de plus en plus d'importance au bien-être psychique et corporel, à leur capacité d'action et de rendement, à la perception de leur potentiel d'énergie et de joie de vivre. En d'autres termes, prêtres et religieux(ses) ont plus conscience que jamais des risques et des dangers inhérents à leur poste. Ils sont prêts à faire ce qu'il faut pour rester en forme. Finalement, ils désirent aussi faire mieux encore. Ils sont vraiment très loin du temps où la médecine pensait la santé en termes d'absence de maladie : la santé leur apparaît maintenant comme un tout répondant à une exigence spirituelle fondée sur la compréhension de la vraie tradition de l'Église. Impossible d'en revenir au temps où, dans les diocèses et les paroisses, la mesure de la bonne santé était le fonctionnement ou le « silence des organes ».

Cela nous oblige à un changement radical de nos principes et de nos structures, autant dans l'Église que dans la société. Il nous faudra de plus en plus veiller à ce que les personnes aient une capacité de travail suffisante. Sans doute est-il très difficile pour quelqu'un qui, au cours de son ministère, ou à cause de celui-ci, est tombé malade, de trouver une activité de remplacement, provisoire ou permanente. Le besoin où l'on était hier – et où l'on est encore parfois aujourd'hui – de continuellement remplacer les personnes qui souffrent, entre autres, de troubles émotionnels, de troubles de la personnalité, d'alcoolisme, mais plus encore l'urgence de les faire traiter exigent un lourd investissement. Cette véritable exigence va dans le sens suivant :

Les évêques devront de plus en plus se soucier de leurs prêtres, les supérieur(e)s de communautés de leurs frères et de leurs sœurs, prêter plus d'attention à leur santé et à ses exigences. Diocèses et communautés doivent se sentir responsables en la matière. Tout investissement allant dans ce sens ne pourra que se montrer rentable à la longue. D'abord parce que c'est là simple humanité ; mais aussi parce que, en remettant sans cesse à plus tard l'examen des problèmes et les interventions thérapeutiques, on ne fait que multiplier les difficultés et les coûts pour tous (y compris pour les responsables). Le passage de l'attitude « service de réparation » à une « stratégie positive de traitement » constitue un véritable défi. Mais c'est la condition pour que les intéressés retrouvent plaisir et joie.

Le foyer de récollection est sûrement un des symboles les plus parlants du souci actif des diocèses et des communautés pour la santé de leurs prêtres et de leurs membres. Sur fond de nos réflexions, il prend une tout autre allure que celle d'une sorte d'« atelier de réparation » des malades, ainsi qu'on peut encore faussement le comprendre dans la perspective anachronique du paradigme de la pathogenèse. Tout au contraire : compris dans la perspective des sciences de la santé, il est un des éléments pionniers de la mutation dans le sens du modèle « génétique de la santé ». Il y a une question que j'entends souvent – et elle me touche toujours beaucoup, en tant que psychologue clinicien : « Qu'est-ce que peut apporter un séjour en foyer de récollection ? » Ou, pour la poser autrement : « Peut-on prouver qu'il vaut la peine de tant s'intéresser à la promotion de la santé des prêtres et des religieux(ses) ? »

Avec l'équipe médicale du foyer de récollection, j'ai mis en œuvre une recherche permettant de vérifier empiriquement deux choses :

— son effet thérapeutique sur les malades ;

— son effet de promotion de la santé sur les personnes en bonne santé.

Sans vouloir anticiper sur la publication prochaine des résultats de cette étude dans le cadre de ma présentation du modèle de « génétique de la santé » en psychologie pastorale, il est une chose que je puis toutefois dire à coup sûr : l'efficacité de ce foyer, tant d'un point de vue thérapeutique qu'en matière de promotion de la santé, me paraît très importante et irrécusable.

À l'heure actuelle, il n'est toutefois pas possible de dire si les effets obtenus seront vraiment durables. Mais c'est alors moins le problème du foyer de récollection que celui des diocèses et des communautés. Les apports thérapeutiques et la promotion de la santé au cœur de l'action du foyer de récollection doivent trouver la confirmation de leur utilité dans la vie quotidienne ordinaire. Comme nous l'avons déjà dit, la santé est une qualité à la fois des individus et des structures sociales. Quelqu'un a du mal à rester en bonne santé ou à le redevenir si son environnement ne le lui permet pas, ou même s'y oppose.

On peut le constater : la promotion de la santé des prêtres et des religieux(ses) n'est pas seulement chose bonne et nécessaire, disons même un signe des temps ; elle est aussi lourde de conséquences. Il faut que les intéressés aient le sentiment, non seulement que la santé est permise, mais encore qu'elle est encouragée et qu'on leur offre la possibilité de la recouvrer en ouvrant pour cela des espaces de liberté.

Pour permettre aux personnes de développer leur santé, il faut mettre en œuvre quatre principes confirmés de la promotion de la personnalité : clarification des tâches et des buts, activation des dynamismes, apprentissage par l'expérience réelle et aide active à dominer les problèmes

Plus les problèmes auxquels nous nous heurtons sont difficiles, plus nous avons le devoir de reconnaître nos propres limites et de nous appuyer sur des compétences reconnues, fondées sur une formation théorique et pratique valable pour aider ceux qui en ont besoin à retrouver la santé. Nous savons tous avec évidence la nécessité de faire appel dans certains cas à des psychothérapeutes qualifiés.

Mais qu'en est-il de notre propre compétence en ce domaine ?

Une certitude s'impose : plus la tâche à mener à bien est

complexe, plus elle exige des diocèses et des communautés un véritable savoir-faire pour mettre au point les stratégies nécessaires et les appliquer en faisant appel à la responsabilité des personnes intéressées. Bien sûr, nous avons vu que les experts en savent malheureusement plus en matière de maladie qu'en matière de santé. Normalement, pour promouvoir une véritable recherche et une culture communautaire de la santé, il devrait suffire de tenir compte des connaissances de laïcs qualifiés, ou même de se fier à ce que l'on a pu peu à peu apprendre par la pratique du ministère de direction. Les diocèses et les communautés ont pour devoir de soutenir toutes les interventions sanitaires susceptibles d'agir en ce sens. Mais cela suppose d'abord qu'on respecte et encourage les efforts des personnes pour se débrouiller seules. En s'interrogeant avec les prêtres et les religieux(ses), les responsables pourront facilement découvrir les évolutions positives à favoriser, les activités de soutien nécessaires à cet effet, au niveau des personnes aussi bien que des groupes.

En guise de guide des efforts personnels à entreprendre et des activités à mener en la matière, nous proposons schématiquement quatre principes fondés sur des centaines d'études scientifiques portant sur les facteurs efficaces en psychothérapie. Je pense que les découvertes vérifiées de celle-ci sont parfaitement utilisables en promotion de la santé. Ces principes répondent à la question pratique : que puis-je concrètement faire pour la santé ?

1. Travail de clarification des buts et des valeurs

Il s'agit ici de soutenir toutes les activités utiles permettant de percevoir plus clairement le sens de son propre vécu et de son propre comportement par rapport aux finalités et aux valeurs, conscientes ou inconscientes, de sa vie, de sa vocation et de son ministère quotidien. Le but à atteindre, c'est une vision toujours plus claire de soi-même, une appréhension de soi chaque jour plus affinée par rapport à son projet de vie et à son univers de croyances. Celui qui sait regarder en face ses objectifs essentiels et ses motivations peut faire des choix, prendre une route donnée, percevoir les alternatives possibles. La promotion de la santé est toujours liée à un savoir conceptuel et émotionnel portant sur ce qui est vraiment important dans la vie d'une personne donnée.

2. *Découverte et mise en œuvre des potentialités, des capacités et des talents (activation)*

Comme nous l'avons vu, l'activation des ressources est presque synonyme de promotion de la santé. Il s'agit de percevoir de façon positive les forces des confrères ou consœurs. Celui qui vit continuellement avec le sentiment d'être réduit à ses faiblesses ou à ses côtés problématiques tend nécessairement à tomber malade. L'activation et la promotion de ses dynamismes contribuent, au contraire, directement à sa bonne santé, à son bien-être, et ce nouvel état ne fera qu'augmenter ses dispositions à changer et à trouver des solutions positives à des problèmes.

3. *Aide active à surmonter les défis et à affronter les situations problématiques*

J'entends par « aide active » l'appui que – tant à travers son organisation d'ensemble qu'à travers les gestes personnels de ses responsables – l'Église apporte aux confrères et aux consœurs quand elle prend les mesures nécessaires pour leur faciliter la vie en communauté et les rendre plus capables de résoudre leurs difficultés. La meilleure façon d'y parvenir est bien sûr de prendre en compte chaque personne et sa situation concrète. Il s'agit donc là d'un véritable training du passage à l'acte.

4. Transformation des significations vécues à travers la mise en pratique du « principe de l'expérience réelle »

On ne peut réellement progresser ou se transformer qu'en se confrontant à des modèles personnels dans le cadre de l'existence quotidienne. Il est essentiel de pouvoir en faire l'expérience concrète dans la vie ordinaire. L'idée centrale du « principe de l'expérience réelle », c'est d'aider les confrères et consœurs à entrevoir, voir, sentir, qu'ils peuvent tôt ou tard parvenir à se débrouiller aussi bien dans leur vie que dans les situations modèles où le (la) spécialiste les aura placés au cours d'un exercice de week-end ou d'une session supervisée. Il leur faut expérimenter ce qui est vraiment bon, ce qui fait du bien. Cela signifie que les diocèses ou les communautés doivent mettre à leur disposition des lieux où ils pourront relever des défis, se détendre, découvrir des techniques pratiques ; mais aussi que les responsables et les spécialistes consentent à entrer en relation concrète avec les personnes en recherche, pour les aider à découvrir leur chemin, à en faire l'épreuve et à aller jusqu'au bout.

Conclusion : vulnérable, donc invincible

Observer ce qu'est la vie de gens qui, jour après jour, relèvent des défis et font face à des situations difficiles conduit à se demander comment ils y parviennent.

J'en suis convaincu : ce qui est finalement le plus fascinant, ce n'est pas la maladie, mais le *mystère de la santé*. C'est pourquoi celle-ci vaut la peine que l'on mobilise toutes les forces de son intelligence et que l'on s'engage complètement. L'objectif, c'est d'enrichir la vie des gens.

Il y a quelques années paraissait une étude importante sur la vie d'enfants dont le plus grand nombre présentaient des facteurs de risque et des tares. La chercheuse y disait son étonnement et son admiration à découvrir que, contre toute attente, beaucoup de ces enfants pouvaient devenir des adultes normaux et compétents. On les qualifia d'« indévastables » et on donna pour titre au livre *Vulnerable but invicible*. Cette publication a déclenché toute une recherche autour de la question que pose la « génétique de la santé » : qu'est-ce qui rend l'homme en bonne santé ?

Vulnérable, mais invincible !

Je suis persuadé que cette vérité vaut aussi dans la vie des prêtres et des religieux(ses), en tant qu'hommes, en tant que chrétiens, en tant qu'appelés. Ils peuvent la réaliser, en vertu non pas de leurs propres capacités, mais de la grâce divine. Nous n'avons pas à être parfaits : être humain signifie que nous avons *le droit de n'être pas totalement unifiés*, mais aussi que *nous avons à nous développer* tout au long de la vie. Cela vaut aussi pour la santé. Il nous faut donc engager toutes nos forces à enrichir la vie des gens. Nous découvrirons alors avec étonnement que rien n'est faisable, mais que tout est possible.

Vulnérable, mais invincible !

Ces mots me rappellent Paul qui, parlant de la vie, de la foi et de son message, déclarait : « Nous portons ce trésor dans des vases d'argile, pour qu'il soit clair que cet excès de puissance est non de nous, mais de Dieu... Où que nous allions, nous portons toujours en notre corps les souffrances de mort de Jésus, pour que la vie de Jésus soit, elle aussi, manifestée dans notre corps » (2 Co 4,10).

À mon avis, la perspective ouverte par la génétique de la santé a tout à gagner à cette vérité de foi. La vie comporte une force qui ne demande qu'à se parfaire. Cette force se heurte toujours à des limites, mais on ne peut la réfréner. Toute existence provient d'un élan de soi profondément sain, même s'il nous demeure mystérieux. Mais on peut le comprendre comme venant de Dieu, plénitude de vie.

Annexes

Période postérieure à la récollection. Implications de la part des supérieurs et des communautés d'origine

Martin Hofmeir

Nous présentons, sous la forme de dix thèses, les résultats significatifs d'une enquête soumise aux communautés d'origine et aux supérieurs des anciens participants à la récollection.

1) Les participants à la récollection ont connu l'existence du foyer grâce à leurs supérieurs, qui représentent, avec les membres des communautés, les principaux incitateurs. Sans cette médiation, très peu seraient venus à Münsterschwarzach. Responsables et membres des communautés jouent donc un rôle important dans la participation des retraitants, dans la mesure où, souvent, ils en ont été à l'origine.

2) Durant le séjour sont avant tout importantes l'équipe thérapeutique et ses relations avec les retraitants du foyer de récollection. La communauté d'origine joue en cette période un rôle subalterne. Mais les participants apprécient le contact amical (lettre, téléphone, visite brève) de membres individuels des communautés ainsi qu'un dialogue ouvert avec les responsables (clarification de conflits, souhaits d'engagements, changement de monastère, etc.).

3) Pour un grand nombre de retraitants, surtout les plus âgés, le séjour est jusqu'à la fin très astreignant. Beaucoup, avant de retourner dans leur communauté ou leur paroisse, auraient besoin d'une période de transition pour se reposer de leurs fatigues et

laisser retentir en eux les effets de la retraite, afin d'être mieux à même de se préparer à leur environnement nouveau ou ancien.

9 % des participants, indécis sur leur vocation, envisageront un temps de transition ou de réflexion plus long que prévu pour réfléchir sur leur avenir et, pour cette raison, prendront fréquemment un congé.

4) Au moins 13 % d'anciens retraitants renoncent à leur fonction ou quittent leur ordre. Ceux qui partent sont en général de jeunes prêtres vivant seuls.

Comme motifs de départ, ils font eux-mêmes valoir qu'ils se sont rendu compte de leur absence de vocation. Mais parmi les raisons décisives, il y a aussi le manque de communication satisfaisante dans le domaine de la pastorale et, surtout, la déception causée par leurs supérieurs, leur communauté ou leur paroisse. Bon nombre de ceux qui partent auraient souhaité un appui plus grand de la part de ces derniers dans le processus de décision.

La plupart de ceux qui s'en vont parviennent assez sereinement à quitter leur fonction ou leur ordre. Cependant, une telle démarche étant rarement souhaitée, tant par la communauté que par la paroisse, une confrontation avec les supérieurs est en général inévitable.

5) La plupart des participants, après la fin de leur retraite, regagnent leur ancien entourage. Pourtant, un pourcentage non négligeable change d'endroit (un tiers) et quelques-uns d'activité. En ce qui concerne les communautés d'accueil, on a pu constater une tendance à quitter les grandes communautés pour en rejoindre de plus petites.

6) Une fois rentrés dans leur lieu d'affectation – ancien ou nouveau –, les retraitants se voient confrontés à de nouveaux problèmes, notamment à des difficultés sociales et professionnelles.

Ce sont surtout les religieuses qui souffrent de problèmes relationnels, en particulier du fait de conflits qui les opposent à leurs consœurs. Elles sont aussi déçues de ne pas se sentir suffisamment épaulées dans la poursuite de l'évolution qu'elles ont amorcée à Münsterschwarzach. Certaines se sentent étiquetées négativement (« On n'est plus prises au sérieux »). Par exemple, un religieux aurait souhaité avoir un interlocuteur privilégié dans sa communauté.

Du point de vue professionnel, les partenaires chargés de régler les conflits sont souvent les supérieurs, auxquels on reproche des offenses involontaires, un surcroît de travail ainsi que le manque d'aide dans la formation permanente. Certains, en revanche, se sentent sous-employés dans leur tâche, tandis que d'autres sont surchargés. Cependant, la grande majorité se sent largement satisfaite de ses activités.

7) À la suite des exercices suivis, beaucoup de participants se retrouvent également en accompagnement psychothérapeutique, spirituel ou en supervision, où se poursuivent les processus amorcés à l'abbaye. Qui envisage un accompagnement fait en règle générale de bonnes et même de très bonnes expériences.

8) En outre, d'innombrables contacts existent avec le foyer ainsi que l'abbaye, lesquels représentent pour les anciens retraitants un lieu de retraite privilégié. Pour bon nombre d'hôtes, Münsterschwarzach est devenu une patrie spirituelle (et plus encore !).

9) En conséquence de quoi, ce sont généralement les retraites qui sont le plus souvent demandées, en dehors des propositions complémentaires. De plus, les personnes souhaitent poursuivre l'accompagnement spirituel sur le plan thérapeutique. Elles désirent surtout que le foyer spirituel assure la poursuite de l'accompagnement spirituel dans les périodes de crise et, en second lieu, qu'il offre la possibilité d'avoir des entretiens occasionnels avec le même accompagnateur ainsi qu'un accompagnement sur place. Il s'ensuit que des rencontres d'information pour les supérieurs et une coordination des diverses rencontres sont souhaitables. Si l'on tient compte de la diversité des groupes, on remarque un intérêt plutôt soutenu pour des propositions complémentaires, surtout chez les religieuses, les frères, ainsi que chez les prêtres du clergé séculier, tandis que les religieux prêtres et ceux qui sont partis manifestent un intérêt moindre.

10) Le souhait généralement le plus vif se manifeste en faveur de sessions de reprise et d'approfondissement. De l'avis des anciens participants, elles devraient avoir lieu à un intervalle d'une bonne année et chaque fois durer cinq jours (du lundi au vendredi). Une majorité se prononce pour faire de ces sessions qui suivent les retraites un élément régulier de l'ensemble des propositions de rencontres. La session de récollection comprendrait alors une

période de base d'une durée de trois mois et des sessions accélérées d'une semaine. Les sessions accélérées ressembleraient, d'une certaine manière, aux rencontres informelles déjà existantes. Mais à cette différence près que ces rencontres sont organisées par les participants eux-mêmes et largement conçues de façon autonome. En revanche, on attend un accompagnement plus intense et plus ciblé pour les sessions de formation accélérées et les sessions de reprise. Dans l'expression de ce désir d'avoir des sessions intégrées au programme d'ensemble et donc sous la direction du foyer de récollection, il faut y voir le souhait de faire des rencontres plus enrichissantes.

Parmi les sujets de ces sessions accélérées, citons le traitement des conflits et des agressions. En outre, il faudrait songer à des propositions plus précises à l'adresse de groupes spécifiques (par exemple des rencontres pour les victimes de violences sexuelles, pour ceux qui ont quitté le ministère ou pour certaines communautés religieuses [1]).

1. Une présentation détaillée des résultats de cette enquête est parue aux Éditions Vier-Türme sous le titre *Prêtres et religieux après une thérapie*.

Le foyer de récollection de Münsterschwarzach

Wunibald Müller

Le foyer de récollection de Münsterschwarzach, qui existe depuis plus de cinq ans, est une institution de l'abbaye du même nom. Il propose à des prêtres et à des religieux un accompagnement spirituel et psychothérapeutique pour une durée de trois mois. On constate qu'une telle institution rencontre un certain écho, puisque trois cents hommes et femmes ont déjà tenté l'expérience.

Le mot latin de *recollectio* signifie : se recueillir, se concentrer. Le foyer de récollection entend soutenir les prêtres et les religieux désireux de s'aider eux-mêmes sur le plan spirituel et psychologique. Aux trois sessions annuelles participent chaque fois dix-huit personnes, hommes et femmes. Elles sont accompagnées et aidées par une équipe de psychothérapeutes des deux sexes. Le responsable de la maison est le Dr Wunibald Müller, et Sr Julietta Götz est responsable de l'intendance, des ateliers, de l'organisation et du travail manuel. Le père Anselm Grün, le père Meinrad Dufner, le prieur Udo Küpper et le frère Gotthard Bystron sont responsables de l'accompagnement spirituel, tandis que le Dr Ilse Müller (également chargée des problèmes médicaux), le Dr Wunibald Müller et le Dr Ruthard Ott travaillent comme psychothérapeutes.

À qui s'adresse ce foyer de récollection ?

Il propose un séjour prolongé aux prêtres et aux religieux :

— qui se trouvent dans une période de transition, soit à cause d'une crise personnelle, soit à cause de l'acquisition d'un nouveau ministère ;

— qui, en raison d'expériences douloureuses, personnelles ou professionnelles, souffrent d'une forme légère de dépression ;

— qui sont épuisés spirituellement et psychologiquement ou qui voudraient éviter, quand il en est encore temps, de s'assécher intérieurement ;

— qui cherchent une nouvelle direction dans leur vie, en particulier dans le domaine de la spiritualité, et un renouvellement en rapport avec leur évolution personnelle.

La plupart des hommes et des femmes qui viennent au foyer de récollection désirent de façon plus intense qu'ils n'ont pu le faire jusque-là regarder leur vie en face, afin d'avoir la possibilité d'en découvrir des aspects restés dans l'ombre, mais susceptibles de féconder leur existence. Pour nombre de participants, un des objectifs importants est d'entrer en contact avec leur « source profonde ». Ils désirent entreprendre quelque chose qui les aide à échapper à la routine de leurs activités pastorales ou de leur vie religieuse. Si cela est déjà le cas, ils souhaitent s'arrêter, prendre davantage de temps, pour revenir sur ce qui a été négligé jusqu'ici et pour avoir une relation plus profonde avec Dieu. D'autres viennent au foyer de récollection parce qu'ils sentent qu'ils se trouvent dans une période de transition. Et il est bon et nécessaire, à ce moment-là, de tenter d'estimer, avec l'aide d'autrui, ce que cette nouveauté peut signifier et ce qu'elle peut dégager de virtualités inattendues, qui peuvent être bénéfiques pour l'existence et la vocation.

Pour d'autres, l'analyse de leur situation, y compris leur sexualité, joue un rôle. L'acceptation de sa sexualité, son intégration et le travail sur la capacité relationnelle ou oblative représentent des objectifs importants. Sexualité et célibat ne sont pourtant qu'un des aspects qui entrent en ligne de compte dans la participation au foyer de récollection.

Quelle est la conception fondamentale de ce foyer de récollection ?

À la base du concept de ce foyer, on trouve la philosophie selon laquelle toute souffrance, avec ses traductions diverses, entraîne des répercussions sur la personne tout entière. Les processus physiques, émotionnels, spirituels et intellectuels sont l'expression de la personne dans son intégralité. Il s'ensuit que toute guérison concerne la personne dans sa totalité. Dans la conception de ce foyer de récollection, l'accompagnement psychothérapeutique et spirituel tient une grande place. Selon Henri Nouwen, ce foyer doit être un lieu où « des personnes seront à même de grandir de façon plus intense dans l'Esprit et en mesure d'intégrer leurs conflits émotionnels dans leur évolution spirituelle ». L'animation psychothérapeutique proposée durant le séjour doit être conçue aussi selon le contexte de l'évolution spirituelle de chacun, afin de la favoriser. Mais cela implique que les hôtes prennent en considération les aides relatives aux processus de développement intérieur, favorisé par l'accompagnement spirituel et psychothérapeutique, d'une part, et de l'autre, que les accompagnateurs s'efforcent de proposer un soutien qui permette à leurs hôtes de davantage devenir ce qu'ils sont appelés et déterminés à être : on part donc du fait que chacun peut parvenir à trouver la trace du mystère de la voie qui lui est destinée, pour autant que chacun, déployant tous ses efforts de croissance psychologique, s'en remette en même temps à Dieu. Selon Thomas Merton : « Lui seul peut faire de moi celui que je serai, si enfin je consens à exister pleinement et intégralement. »

Que propose le foyer de récollection ?

L'accompagnement durant le séjour au foyer est d'ordre spirituel et psychothérapeutique. Voici quelques éléments du programme :

— accompagnement psychothérapeutique individuel ;
— accompagnement spirituel ;
— psychothérapie de groupe ;
— propositions d'activités organisationnelles et créatrices ;
— exercices de sensibilisation et promotion d'expériences corporelles ;
— initiation à la méditation et à la contemplation ;
— jeux de gestes initiatiques ;
— bibliodrame et *Ikebana* (art de l'arrangement floral) ;

— exposés et groupes d'échange sur des sujets relatifs à la vie spirituelle et aux domaines touchant à la psychologie pastorale ;

— travaux d'aménagement, de jardinage, de menuiserie, d'ébénisterie, d'orfèvrerie, vente selon les normes des produits et travaux des Éditions de l'abbaye ;

— travaux domestiques, aide à la préparation des repas et au lavage.

L'équipe du foyer de récollection propose, un an après le séjour, une rencontre d'une semaine. Elle guide alors le groupe dans sa réflexion sur les évolutions personnelles et professionnelles survenues.

Durant le séjour au foyer de récollection, la vie commune revêt une grande importance. Dans une ambiance d'acceptation réciproque progressive, d'empathie et d'authenticité mutuelle, les femmes et les hommes, vivant ensemble, doivent se conforter les uns les autres et s'aider dans ce processus de renouvellement et de guérison. La prière commune, la célébration de l'Eucharistie, les repas, le travail et les loisirs en commun doivent y contribuer.

L'insertion de ce foyer de récollection dans l'abbaye bénédictine de Münsterschwarzach et sa communauté spirituelle offrent un contexte tout particulier. Le grand succès de ce foyer depuis le début de son existence est dû, entre autres, à l'attraction spirituelle, à la vitalité et à l'ampleur de l'ouverture de la communauté des moines bénédictins, toutes qualités qui imprègnent chaleureusement l'atmosphère du lieu. C'est une chance que ce foyer de récollection soit situé dans le voisinage immédiat de cette communauté spirituelle, laquelle est en même temps responsable du foyer. Celui-ci ne se trouve pas dans un contexte clinique, mais spirituel. Il s'avère donc que la dimension spirituelle trouve ici une signification d'une très grande portée : l'important n'est-il pas que les personnes puissent, de façon progressive, s'ouvrir à la présence de Dieu, pour entendre ce qu'Il désire leur communiquer et découvrir ce qu'Il attend de chacune d'elles ? C'est donc un lieu qui suscite aussi l'approfondissement de la relation à Dieu. Outre les propositions spirituelles du foyer de récollection, les hôtes peuvent chaque jour participer aux vêpres et, deux fois par semaine, à la célébration de l'Eucharistie de l'abbaye.

Ce foyer de récollection se conçoit explicitement comme une

institution d'Église. Cela se traduit notamment par le soutien financier de sept diocèses : Augsbourg, Fribourg, Rottenbourg, Stuttgart, Mayence, Munich et Wurzbourg. Entre ces diocèses et le foyer de récollection s'est instaurée une bonne collaboration empreinte de confiance. D'autre part, et c'est une condition importante à la réalisation d'un travail efficace, il n'existe aucune influence extérieure. Pour les responsables de la maison comme pour ceux des diocèses ou des congrégations, cela va de soi.

Au cours des dernières années, le foyer de récollection a rencontré une grande audience, à l'intérieur comme à l'extérieur de l'Église. C'était la première maison qui se donnait une telle orientation. Pourtant beaucoup avaient commencé par douter que l'Église puisse soutenir une telle institution pour le bien de ses propres collaborateurs, lesquels s'y engageaient contraints ou de plein gré, selon que l'Église en constate le besoin ou la nécessité. Pour certains, le fait que dans cette œuvre du foyer on accorde une égale importance à la dimension psychologique et spirituelle fut une nouvelle expérience d'Église. De ce travail concret assuré auprès des hommes et des femmes qui participent à ces rencontres du foyer, résultent des impulsions, tendant à restructurer davantage encore sur le plan individuel et collectif la situation existentielle des prêtres et des religieux, pour favoriser une vie psychologique et spirituelle saine. La session qui a été organisée sur le sujet : « Ce qui rend les hommes malades... et ce qui les guérit » – dont nous publions ici les actes – se veut une contribution allant dans ce sens.

Quelle en sera la suite ?

La grande audience rencontrée par le foyer de récollection ces dernières années montre que cette institution est particulièrement indispensable à notre époque. Lorsqu'il y a six ans, j'informais Henri Nouwen de notre projet et que je lui demandais conseil, il m'a répondu : « Je sens de plus en plus que la plus grande crise de notre temps est de nature spirituelle et que nous avons besoin de lieux où les personnes puissent grandir dans l'Esprit et être en mesure d'intégrer leurs conflits affectifs dans le développement de leur personnalité spirituelle. » Nous avons pu, dans les cinq dernières années, renouveler sans cesse cette expérience avec des prêtres et des religieux venus au foyer de Münsterschwarzach dans le but de grandir spirituellement et de savoir intégrer leurs conflits intérieurs dans l'évolution de leur personnalité. Ce fut pour eux un lieu propice au développement d'une vie plus authentique, et ils en sont repartis avec une joie et un plaisir de vivre, de travailler et de prier plus intense.

Table

Achevé d'imprimer le 30 juillet 2001
sur les presses de Normandie Roto Impression s.a.
61250 Lonrai (Orne)
pour le compte des Éditions Desclée de Brouwer
N° d'imprimeur : 01-1372

Dépôt légal : août 2001.

Imprimé en France